emergency

First-aid Treatment Principles

First-aid Treatment Principles

응급처치의 원리

emergency

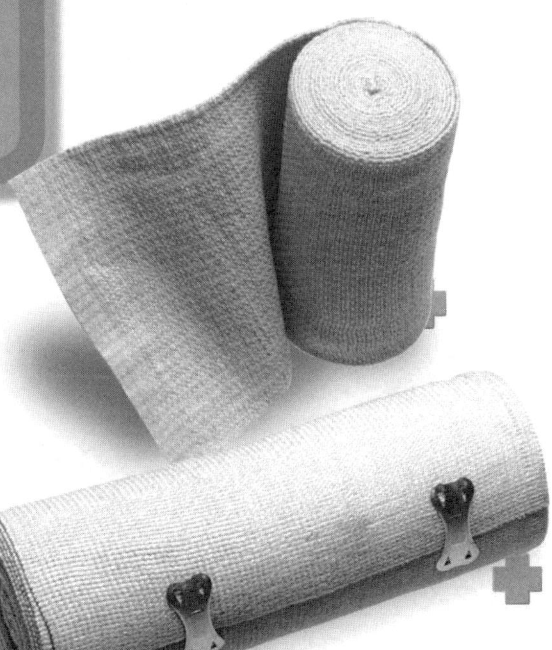

First-aid Treatment Principles

emergency

한올출판사

머 리 글

현대사회는 기술발달과 더불어 여가시간의 증대를 더불어 가져오게 되었다. 이에 응급상황이 빈번히 발생하고 있음을 우리는 잘 알고 있다. 응급처치란 다친 사람이나 급성질환자에게 사고 현장에서 즉시 조치를 취하는 것을 말하는 것으로 생명이 위급하거나 불구의 가능성이 있는 부상자나 중환자에 대한 응급처치는 대단히 중요하다. 그러나 생명과 불구와는 관련이 없더라도 응급현장에서의 응급처치는 대단히 중요할 때가 많다.

중상자나 중환자는 즉시 필요한 응급처치를 현장에서 하지 않으면 불의의 사고를 면하기 어렵다. 응급처치는 일반적으로 타인에게 실시하는 것이지만 상대가 본인이나 가족인 경우는 곧 자신을 위한 일이 된다. 이처럼 응급상황을 인지하고 처치할 줄 안다면 삶의 질을 향상시킬 수 있다.

응급처치의 필요성과 중요성을 일찍이 깨달은 선진국에서는 응급처치교육에 대하여 많은 노력을 하고 있어 그 결과 불의의 사고에 대한 예방에 큰 효과를 보고 있다.

즉 응급환자가 발생하였을 때 확인할 것, 해야할 것, 하지말아야 할 것을 알고 응급의료센터에 언제 전화를 할 것인가를 알아두는 것이 불의의 사고를 방지하는데 아주 중요하다고 할수 있다.

본 책은 응급처치의 가장 일반적인 내용을 수록한 것으로 누구나 응급현장에서 즉시 행동에 옮길 수 있도록 알기 쉽게 기록하고자 했다.

따라서 본 책을 배울때는 반드시 실습능력을 훈련받아 실제응급상황에서 즉시 행동에 옮길 수 있어야 하겠다.

끝으로 출판계의 불황임에도 불구하고 본서의 출판을 맡아주신 한올출판사 관계자 분들에게 깊은 감사의 뜻을 전한다.

2007년 8월

저자대표

CONTENTS

CONTENTS

CONTENTS

CONTENTS

CONTENTS

Chapter 1

응급처치법의 원리

1. 응급처치법의 정의

응급처치법은 갑작스러운 사고나 질병에 의한 부상자나 환자가 전문적인 의료서비스를 받기 전까지 적절하게 도움을 줄 수 있는 지식과 기능이다.

2. 응급처치법 교육의 목적

1) 사고 및 질병의 예방

- 응급처치법의 교육의 첫째 목적은 사고나 질병을 예방하는데 있다. 응급처치법을 배우면 위급 상황에 대한 대응 방법과 그 상황의 발생 원인을 알게 되므로 사고나 질병의 예방에 힘쓰게 된다.
- 생활 안전에 대한 높은 의식을 갖게 되어 항상 자신과 다른 사람의 안전에 관심을 갖고 대비한다.

2) 적절한 응급처치

- 적절하게 실시된 응급처치와 적당한 구조(운반)방법은 부상자나 환자가 입은 손상의 악화를 방지하며, 그의 회복에 도움이 된다.
- 응급처치의 잘 잘못에 따라 그 환자의 생사, 회복 또는 입원기간, 신체의 불구 정도가 결정된다.
- 응급처치법 교육은 각기 상황이 다른 부상자나 환자에게 무엇을 해야 되며, 무엇을 해서는 안 된다는 것을 알 수 있게 한다.

3. 응급처치 실시의 범위

응급처치는 어디까지나 전문적인 치료를 받기 전까지의 즉각적이고 임시적인 적절한 처치와 보호이며, 전문적인 의료서비스 요원에게 인계한 후에는 모든 것을 그의 지시에 따라 행동한다. 응급처치원은 다음 사항을 지켜야 한다.

- 처치원 자신의 안전을 확보한다.
- 환자나 부상자에 대한 생사의 판정은 하지 않는다.
- 원칙적으로 의약품을 사용하지 않는다.
- 어디까지나 응급처치로 그치고, 그 다음은 전문 의료요원에게 맡긴다.

4. 위급 상황에서의 행동요령

1) 응급구조 활동의 원칙

위급 상황에서의 응급처치 및 구조활동은 부상자나 환자에게 필요한 일을 신속하고 적절하게 실시하는 것이다.

위급 상황의 현장에서는 다음 4단계의 응급구조 활동 원칙에 의거하여 처치원과 부상자·환자의 안전을 도모하고 부상자·환자의 생존에 위협이 되는 모든 것을 처치해야 한다.

첫째, 현장조사
둘째, 부상자·환자 상태에 대한 1차 기본조사
셋째, 응급의료서비스 기관에 도움 요청 전화
넷째, 부상자·환자 상태에 대한 2차 조사

응급구조 활동의 원칙은 항상 위의 순서에 의해 지켜져야 한다.

(1) 현장조사

① 현장은 안전한가?

처치원이 부상자·환자에게 접근하기에 안전한지, 부상자·환자에게 더 이상의 위험한 요소는 없는지를 판단한다.

② 무슨 일이 일어났는가?

주위의 상황 또는 주위 사람들로부터 현장에서 일어난 일을 파악한다.

③ 몇 명이나 다쳤는가?

첫 눈에 보게 된 부상자·환자 외에도 다른 부상자·환자가 있을 수 있다. 현장의 상황에 따라 그들을 찾아보도록 한다.

④ 도움을 받을 수 있는 사람이 있는가?

현장의 상황 파악과 부상자·환자에 대한 정보 및 응급의료서비스 기관에 도움요청 전화 등을 부탁할 수 있는 사람이 있는지를 알아보고 주위에 사람이 없으면 큰 소리로 도와달라고 외친다.

(2) 환자상태에 대한 1차 기본조사

환자상태에 대한 1차 기본조사는 부상자·환자의 생명에 대한 위급한 상태를 알아보기 위한 일련의 조사 단계로써 생명유지를 위한 중요한 2가지 신체계의 기능 즉, 호흡계와 순환계의 상태를 확인한다. 확인 사항은 기도, 호흡, 순환(A, B, C)이다.

- 기도(Airway) : 기도가 열려 있는지 조사한다.
- 호흡(Breathing) : 숨을 쉬고 있는지 보고, 듣고, 느낀다.
- 순환(Circulation) : 심장이 박동하고 있는지, 심한 출혈이 있는지 조사한다.

1차 기본조사에서 기도, 호흡, 순환에 이상이 발견되면 즉각적인 처치를 실시해야 한다.

(3) 응급의료서비스 기관에 도움요청

1차 기본조사에서 알게 된 부상자·환자의 상태에 대한 충분한 정보를 응급의료서비스 기관(EMS : Emergency Medical Services System)에 알려 전문적 구조를 요청하는 단계이다.

주위에 아무도 없으면 처치원 자신이 해야 하겠지만 가능하면 누군가에게 부탁하고 처치원은 현장의 부상자·환자를 계속 지켜보며 돌보도록 한다.

EMS에 전화를 걸게 할 때는 다음 사항을 유의해야한다.

① 보다 확실한 도움요청이 되도록 가능하면 2명 이상이 전화하도록 한다.

② EMS의 전화번호(1339, 119 등)를 알려준다.

③ EMS에 알려줄 사항을 말해준다. 대개는 EMS의 응급의료서비스요원 파송원이 질문하는 사항이지만 정확하게 알고 답하도록 일러 준다.

- 응급상황 발생 장소 : 정확한 주소, 시나 마을의 이름, 교차로 명, 건

물(아파트) 명, 층, 방 번호 등.

- 전화하는 사람의 이름
- 응급상황의 내용 : 교통사고, 화재, 감전, 심장발작, 약물중독 등
- 부상자·환자의 수
- 부상자·환자의 상태
- 실시하고 있는 응급처치의 내용

④ EMS의 파송요원이 전화를 끊기 전에 먼저 전화를 끊지 말라고 이른다. EMS에서 모든 정보를 얻어 적절한 구조를 위한 요원과 장비를 보낼 수 있도록 하는 것이 중요하기 때문이다.

⑤ 진화를 한 후 반드시 돌아와서 EMS와 통화한 내용을 보고하도록 한다.

(4) 환자상태에 대한 2차 조사

환자상태에 대한 2차 조사는 부상자·환자의 생명을 당장 위협하진 않지만 응급처치하지 않으면 문제를 일으킬 수 있는 증상이나 손상을 조사하는 단계이다. 2차 조사는 다음의 순서에 따라 한다.

① 부상자·환자에게 물어본다. 말을 못하는 경우에는 주위 사람들에게서 필요한 정보를 얻는다.

② 생체징후를 확인한다. 호흡, 맥박, 체온 등의 생체징후를 면밀히 살펴본다.

③ 머리에서 발끝까지 다른 부상 여부를 조사한다. 피부색, 동공반사, 의식유지 정도, 운동 능력, 지각 능력 등을 검사한다.

위급상황에서의 행동요령은 위에 설명한 응급구조 활동이 원칙을 각 단계별로 잘 지키는 것이나 이 밖에도 몇 가지 응급처치 활동 시에 지켜야 할 일반적인 유의사항이 있다.

2) 응급처치 활동시의 일반적 유의사항

(1) 긴급한 환자를 우선 처치

신속히 처치하지 않으면 생명이 위급한 환자 즉, 호흡정지, 심장정지, 대출혈, 중독 등의 환자를 우선적으로 처치한다.

(2) 응급처치원임을 밝힌다.

부상자·환자 및 주위 사람들에게 자신이 응급처치 훈련을 받았으며 부상자·환자를 도울 수 있음을 밝혀 부상자·환자와 주위 사람들이 안심하고 처치원에게 협력할 수 있게 한다.

가능하면 부상자·환자나 그의 보호자에게 응급처치에 대한 동의를 구한다.

(3) 부상자·환자의 상태조사

부상자·환자의 상태조사는 부상자·환자의 상태변화에 따라 적절한 응급처치를 실시한다.

① 의식이 있으면 직접 물어본다.

② 의식이 없는 경우에는 외모에 나타난 증상으로 관찰(조사)한다.

- 호흡을 계속 하고 있는가
- 맥박은 계속 뛰고 있는가
- 출혈은 없는가
- 골절이 되었는가
- 손발이 움직이는가
- 얼굴색, 피부색의 변화는 없는가
- 체온은 어떤가를 살펴본다. 그리고 부상 또는 급병의 원인 등을 자세하게 조사한다.

※ 격렬한 사고로 부상자가 의식을 잃었으면 그 원인은 대부분 머리의 손상이다.

(4) 부상자·환자를 조사하는 요령

호흡정지, 대출혈, 의식장애, 중독 환자 등은 다음과 같은 요령으로 상태(증상)를 조사한다.

① 호흡을 계속하고 있는지 확인한다.

- 가슴 부위가 상하로 움직이는지 확인한다.
- 숨소리를 듣는다. 숨이 깊은가, 얕은가, 가쁘게 쉬는가를 듣는다.
- 환자가 내쉬는 입김을 처치원이 뺨으로 느껴본다.

※ 호흡이 정지되어 있으면 다시 기도를 열어주고 확인한다.

② 맥을 짚어본다.

- 맥은 목에서 가장 잘 느낄 수 있다.
- 맥박이 아주 느리거나(성인 50회 이하) 아주 빠르면(성인 100회 이상) 위험한 상태이다.
- 맥박이 뛰지 않는다고 생각되면 동공을 살펴본다. 동공의 상태는 의식의 상태를 나타내는데, 의식이 없고 동공이 크게 벌어져 있으면 위험하다. 또한 의식이 없고 좌우 동공의 크기가 다르면 뇌에 이상이 있다고 보아야 한다.

③ 의식이 없는 부상자·환자의 손상 원인

- 의식을 잃은 환자는 대체로 뇌에 손상이 있다고 보아야 한다.
- 머리의 손상, 뇌 내의 출혈, 약물 중독 이외에도 증상이나 위중한 위급환자는 의식을 잃을 경우가 많다.

④ 손발이 움직이나 본다.

- 의식은 있는데 손발이 움직이지 않는 것은 신경계통(뇌, 척추, 말초신경)에 손상을 입었다고 보아야 한다.
- 골절인 경우에는 골절 부위의 말단 쪽을 움직이지 못할 때가 많다.
- 살을 꼬집어도 아픔을 느끼지 못하면 척추의 심한 손상을, 양 손과 양

다리를 움직이지 못하면 목에, 양 다리만 움직이지 못하면 허리에 손상이 있다고 보아 운반할 때는 이에 대한 주의를 해야 한다.

- 한 쪽의 손과 다리를 움직이지 못할 때는 뇌에 손상이 있다고 보아야 한다.

⑤ 얼굴색, 피부색, 체온을 살펴본다.

- 청홍색

안색, 피부색 특히 입술과 손톱색이 청홍색으로 변해 있으면

– 호흡을 할 수 없는 상태

– 심장이 정지되기 직전

– 약물 중독 등으로 모두가 위험한 상태이다.

- 창백

안색, 피부색이 창백하고 피부가 차갑고 건조하면

– 대출혈, 심장발작 등으로 혈압이 낮아지고 심장이 펌프 작용이 저하하여 혈액 순환이 악화된 상태이다.

- 붉은색

안색, 피부색이 붉으면 혈압이 높아지면

– 일산화탄소 중독

– 일사병, 열사병 등에 걸린 것이다.

- 혈색이 좋을 때

맥박이 정상이고 안색이 좋으며 피부가 따뜻한 느낌을 주면 혈액순환이 좋다는 것을 뜻하는 것으로 위험은 적다.

(5) 부상자·환자의 자세

부상자·환자에게 물어보아 그가 가장 편안하다고 하는 자세를 취하게 해준다. 가슴에 부상을 당하여 호흡이 힘든 환자의 경우에는 호흡을 좀 더 쉽게 하도록 부상자의 머리와 어깨를 높게 하여 눕힌다.

(6) 보온

환자의 체온을 유지하도록 노력하여야 한다. 얇은 담요나 큰 타올을 이용하여 환자를 덮어주어야 한다. 이것은 충격 방지에 절대 필요하다.

(7) 음료

환자가 마실 수 있을 정도로 따뜻한 것이면 좋다. 잃은 체온을 회복하는데 도움이 된다.

(8) 응급의료서비스 기관 및 가족에게 연락

① 응급의료서비스 기관에 전문구조 요청을 한다.

- 언제, 어디서, 누가, 어떻게 (부상, 급병) 되었는가를 요령있게 통보한다.
- 의사에게 연락이 되었을 때는 환자의 상태, 실시한 응급처치 등을 알리고, 다음 처치에 대한 지시를 받는다.

② 가족에게 연락해줄 경우에는 상대를 확인한 후 자신의 성명을 밝히고 환자의 상태를 간단히 알려준다. 가족에게는 되도록 불안감을 주지 않도록 하며 운반한 병원의 이름과 장소, 전화번호 등을 알려주고 환자의 전언 등을 알린다. 가족들을 안심시키는 것이 중요하다.

(9) 협조자를 구한다.

- 현장의 활동을 혼자서 전부처리 하기는 힘들다. 협력자를 구하여 연락, 운반준비 및 운반, 군중 정리, 교통정리, 처치보조 등의 도움을 받는다.
- 부상자·환자를 진정시키고, 염려하지 않게 한다.

(10) 안정

어떠한 상황에서라도 환자는 안정을 요한다.

- 구경하는 사람이 응급처치 하는데 방해가 되지 않도록 하며,

- 환자를 운반할 때는 서두르지 말고, 되도록이면 환자의 상처를 건드리지 않도록 주의하여 조용히 운반한다.

(11) 증거물 및 소지품 보존

의사의 진단 또는 사건해결에 참고가 될 물건, 배설물, 토한 것, 남은 음식물이나 약품 등과 환자의 소지품을 보존한다.

(12) 처치기록표 부착

부상자·환자의 성명, 연령, 주소, 손상 부위, 응급처치 상황 등의 기록표를 환자에게 붙여두며, 특히 한 번에 많은 환자가 발생하여 의료기관에 운반할 경우에는 꼭 처치기록을 해 두어야 한다.

의식이 없는 환자(ABC 확인)

1) 10초간 1차 호흡확인(Breathing 보고(가슴), 듣고(호흡), 느끼기(숨결)
2) 환자의 자세교정(경추, 척추 손상 주의)
3) 기도개방(Airway 성인 90도, 유아 45도, 영아 15도)
4) 10초간 2차 호흡 확인
5) 호흡이 있을 경우 : 그 상태를 유지하며 머리에서 발끝까지의 다른 손상을 조사 한다.
6) 호흡이 없을 경우 : 두 번 충분이 불어넣기 실시(2초/1회)
7) 10초간 맥박확인 (목의 경동맥 확인)
8) 맥박 유무에 따라서 구조호흡 또는 심폐소생술 실시 (Circulation)

의식이 있는 환자

1) 환자의 안정시킨 후, 응급처치에 대한 동의를 구한다.

2) 환자에게 무슨일이 일어났는지, 어디가 불편한지 묻는다.
3) 눈으로 환자 상태 확인
   – 성인 : 머리에서 발끝까지 확인
   – 어린이 : 발끝에서 머리까지 확인
4) 환자가 가급적 움직이지 않도록 할 것
5) 의식 및 호흡관찰
6) 피부색 및 체온, 상처, 골절 등 확인
7) 충격 처치 (자세처치, 보온유지, 음료공급)

응급처치활동시 감염예방을 위한 유의사항

1) 환자의 분비액과 (타액 피)와 접촉금지
2) 구조호흡 실시 시 구조호흡기구 사용
3) 깨끗하고 마른 천을 사용 – 분비액 흡수
4) 일회용 장갑 사용
5) 처치원의 상처나 피부질환 보호
6) 구급함을 가까운 곳에 비치
7) 처치 후 비누나 물로 깨끗하게 씻기(툭툭 틀지 않는다)

환자의 상태가 아래와 같을 때는 119 & 응급의료기관의 연락

- 무의식 상태일 때
- 숨을 이상하게 쉬거나 숨을 쉬는데 문제가 있을 때
- 3 – 5분 이상 계속해서 가슴이 불편하거나 고통과 압박이 있고 의식이 희미할 때
- 심하게 피를 흘리고 있을 때
- 지속적으로 복부에 고통과 압박이 있을 때

- 토하거나 과다출혈이 있을 때
- 5분이상 지속되는 한 가지 발작이나 다양한 발작이 있을 때
- 심한 두통이나 분명치 않은 말투로 이야기 할 때
- 독가스에 질식된 것처럼 보일 때
- 머리, 목 등에 부상을 입었을 때
- 뼈가 부러진 것 같을 때
- 화재와 폭발
- 늘어진 전선
- 신속하게 이동하거나 빠르게 불어나는 물
- 유독가스의 출현
- 차량 충돌
- 환자를 쉽게 이동시키지 못할 때

응급처치시 알아야 할 사항

1) 동의의 종류와 중요성

- 동의 : 타인의 허락이나 동의 없이 신체에 접촉하는 행위는 위법이자. 어떤 면에서는 폭행으로 간주되기도 한다. 따라서 반드시 응급처치 전 동의가 필요하다.

(1) 명시적 동의 – 의식이 있는 환자

: 이성적인 결정을 내릴 수 있는 법적인 성인에게는 사전 동의를 얻는다. 처치원은 자신의 이름을 말하고 응급처치 교육을 받았음을 밝혀야 한다.

어린이는 법적 보호자의 동의를 구한다.

(2) 묵시적 동의 – 의식이 없는 환자, 생명이 위험할 때 이루어지는 동의 방법. 만약 환자가 의식이 없는 경우라면 응급처치에 동의할 거

라고 가정한 상태로 처치를 한다.

1) 선한 사마리안 법 : 고통받는 사람을 기꺼이 도와주도록 격려하는 법
- 보상을 바라지 않는다. 환자에게 악의에 찬 행동을 하거나 지나치게 과실을 범하지 않는 경우, 위급상황에 대한 행동, 올바른 신념에 따라 행동
- 프랑스, 독일, 일본, 미국, 러시아 헝가리, 루마니아, 체코슬로바키아 등에서 채택
- 선한 사마리아인 법이 남용될 경우의 문제점을 지적하고 좋은 의도에 의해서 실시한 응급처치라 할지라도 잘못된 방법이거나 교육내용과 다르게 했을 경우는 책임을 질수도 있다.

Chapter 2
충 격

1. 충격의 정의

순간적인 혈액순환의 감퇴로 인하여 우리 몸의 전 기능이 부진하고 허탈한 상태를 말한다.

2. 충격의 원인

대출혈, 심한 화상, 총상, 익수 그 밖에 가슴 또는 머리의 부상 등이 충격을 일으키는 원인이다. 부상자는 모든 충격을 일으킬 가능성이 있으므로 충격 증상의 유무와 상관없이 충격이 있는 것으로 간주하고 처치하도록 한다. 충격의 증상은 즉시 나타나기보다는 서서히 일어난다.

1) 증상

- 얼굴이 창백해진다.
- 식은 땀이 나며 현기증을 일으킨다.

- 메스꺼움을 느끼며 구토나 헛구역질을 한다.
- 맥박이 약하고 때로는 빠르다
- 호흡이 불규칙하게 된다.
- 심하면 의식이 없어진다

2) 응급처치

① 자세

- 머리와 몸을 수평으로 눕힌다
- 충격이 일어나면 가장 중요한 기관인 심장과 뇌로 흐르는 피의 양이 적어지기 때문. 만약에 부상이 없으면 , 하체를 20 ~ 30cm정도 높여준다. (뇌로 흐르는 피의 양을 한층 더 많게 하기 위함이다.)

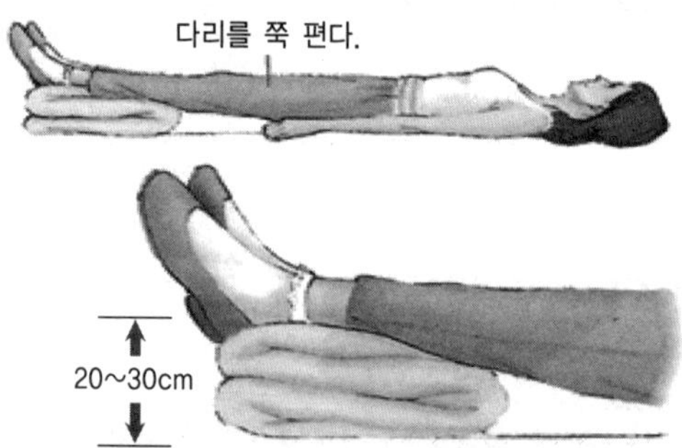

가슴에 부상을 당하여 호흡이 힘든 환자

- 호흡을 좀 더 쉽게 하도록 부상자의 머리와 어깨를 높게 하여 눕힌다.

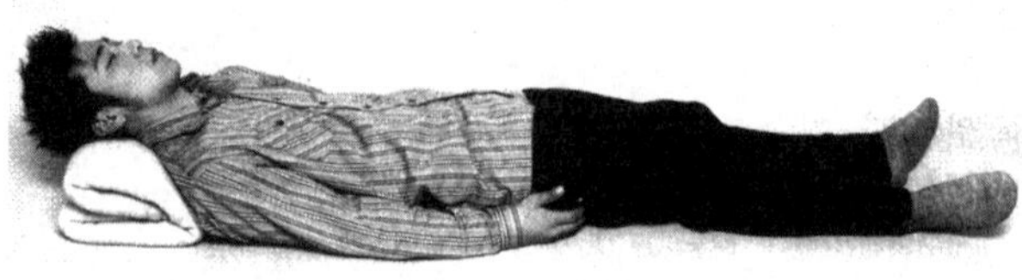

의식이 없는 환자

- 무리하게 일으키거나 움직여선 안된다.
- 기도를 개방하고 편안한 자세로 눕힌다.

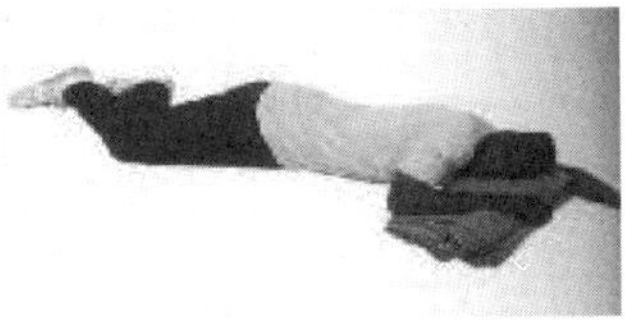
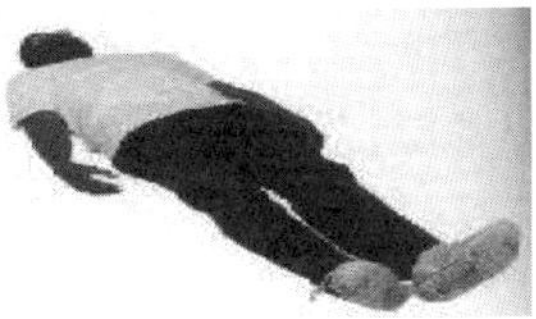

② 보온

- 부상자의 체온을 정상적으로 유지하기 위해 힘쓴다
- 부상자의 체온이 식으면 충격이 약화된다. 담요 등을 잘 싸고 덮이줌
- 체온저하가 염려될 때는 뜨거운 물병, 데운 돌 등을 사용하여 몸을 덥혀준다(화상주의).
- 일사병, 열사병 등의 높은 열에 의한 환자는 시원하게 해준다

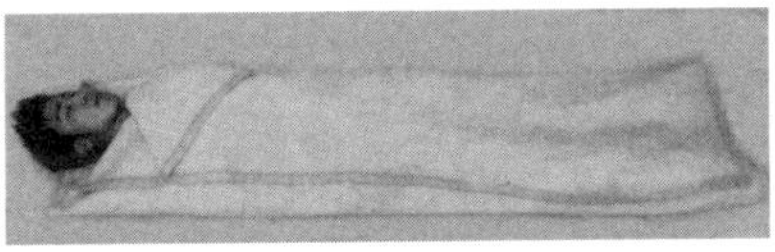

③ 음료

- 의식이 없거나 희미한 환자에게는 원칙적으로 음료를 주지 않는다(질식의 우려가 있음).

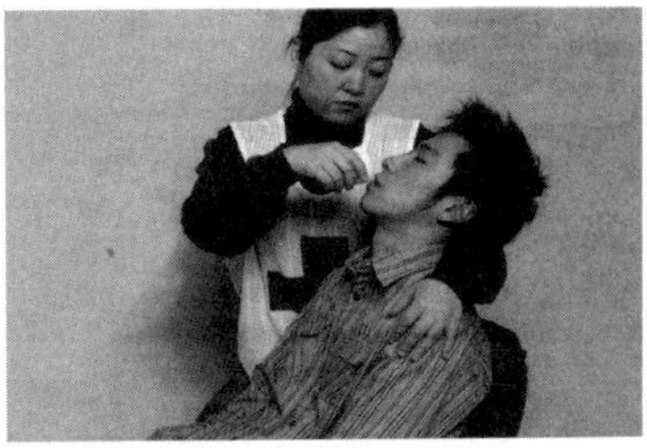

- 열사병, 일사병, 심한 설사로 인한 탈수 등은 오히려 수분을 섭취하도록 한다.
- 머리, 배, 가슴, 내출혈, 대출혈 등으로 수술을 해야 하는 환자에게는 절대로 음료를 주지 않는다. 그러나 환자가 심하게 원할 때는 깨끗한 천에 물을 적셔 입 언저리에 대어준다.

Chapter 3
인체조직과 생리

인체의 손상은 기계의 파손에 비유할 수가 있다. 기계를 고치려면 그 기계가 어떻게 움식이나 무엇에 의하여 움직이는가를 알아야 하는 것과 같이 적절한 응급처치를 실시하기 위하여서는 인체에 관한 기초적인 지식을 갖고 있어야 한다.

뼈의 종류(골격의 형태)

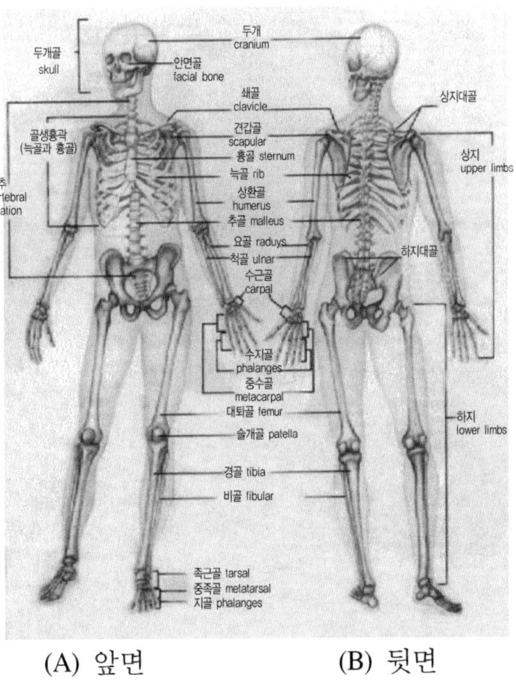

(A) 앞면　　　　(B) 뒷면

1. 골격

골격은 206여개의 뼈가 서로 맞닿아서 형성하고 있으며 다음과 같은 작용을 한다.

- 체형을 이루고, 균형을 유지한다.
- 중요한 장기를 보호하기 위하여 체강부를 만든다.
- 근육이 부착되어 신체의 운동이 가능하도록 한다.
- 아이들의 뼈는 어른의 뼈만큼 굳지 않아서 손상되었을 때의 회복이 빠르다.
- 뼈 속에도 혈관이 있어 골절되었을 때 접골을 가능하게 한다.

1) 머리부위

- 두개골은 여덟 개의 뼈로 이루어져 있고, 바가지 모양으로 되어 있어 두개골 속의 뇌를 보호한다.
- 얼굴은 14개의 뼈가 안전연합으로 이루어져 있으며, 하악골만 단독으로 움직인다.
- 얼굴뼈에는 부상시에 안구를 보호할 수 있도록 움푹한 안와부가 있다.

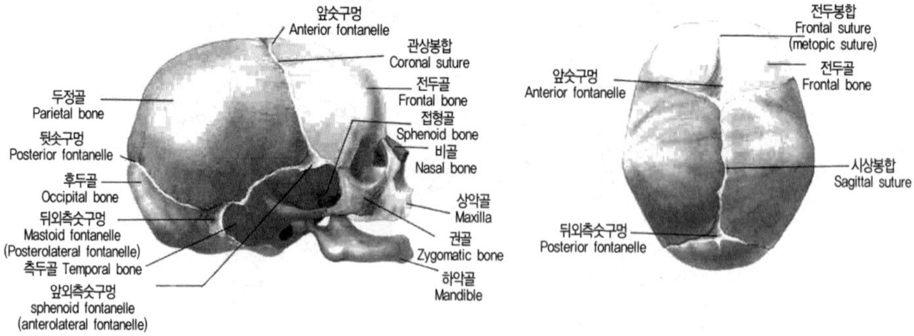

(A) (B)

2) 동체부위

- 동체부위는 척추, 흉골, 늑골 및 골반으로 이루어져 있다.
- 동강부에는 횡경막이라고 불리는 엷은 근막이 있어 흉강부와 복강부로 나누어진다.
- 척추는 33개의 추골로 구성되어 가굴성을 지니고 있으며 경추, 흉추, 요추 및 골반부로 이루어져 있다.
- 추골은 모두 비슷한 모양을 하고 있으며 척추강이 있어 그 속에 척추가 통하고 이것을 보호한다. 위로부터 24개까지의 각 척추가 상당한 가굴성이 있다. 척추의 가굴성은 추락할 때 척추의 부상을 예방한다.
- 흉골은 길고 널찍한 뼈로써 앞가슴 중앙부에 있다. 그 상단부는 쇄골을 받치고 있고, 좌우 각 7개의 늑골 전단부가 연골에 의하여 이 뼈에 붙어 있다.
- 늑골은 좌우에 각각 12개씩 있으며, 이것들이 흉부골격의 대부분을 이루고 있다. 각 늑골의 후단부는 척추에 가동적으로 연접되어 있다.
  앞에서 보면 위로부터 7개의 진늑골이 연골로써 흉골에 연접되어 있고, 다음 8개의 가늑골은 연골에 의하여 각각 바로 위의 늑골에 연접되어 있다. 그리고 맨 아래의 부늑골 2개는 그 전단부가 아무 뼈에도 붙어 있지 않다.
- 골반은 이를 받침으로 하고 있는 가동성 척추골과, 천골과 미골, 그리고 그 옆에서 앞으로 빠져 나온 두 개의 장골 및 좌골로 되어 있다.

● 척추(vertebral column)

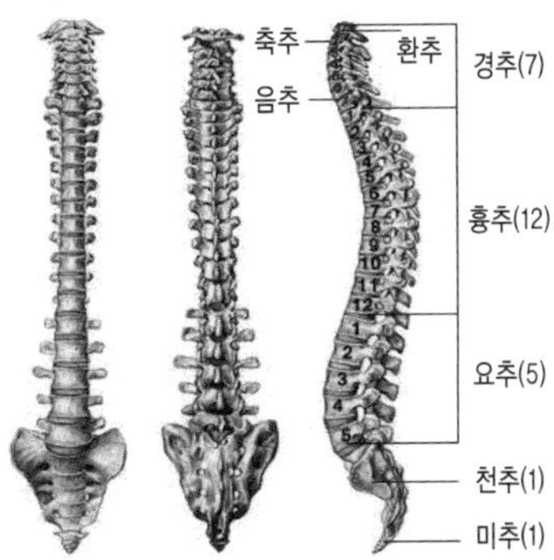

● 늑골

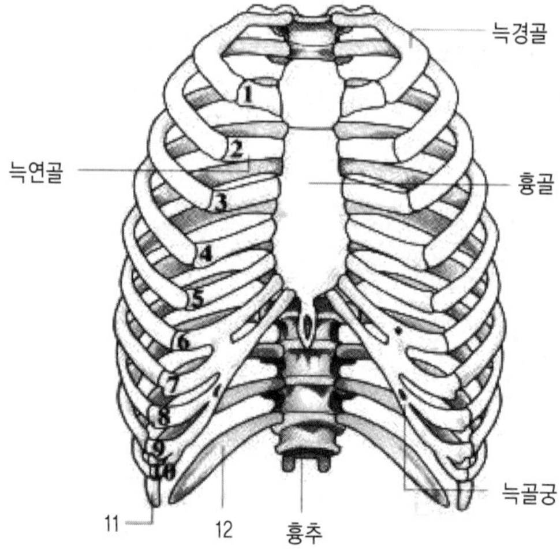

● 골반

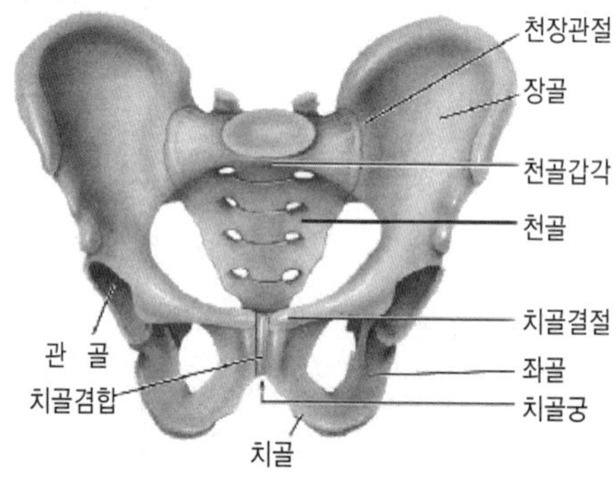

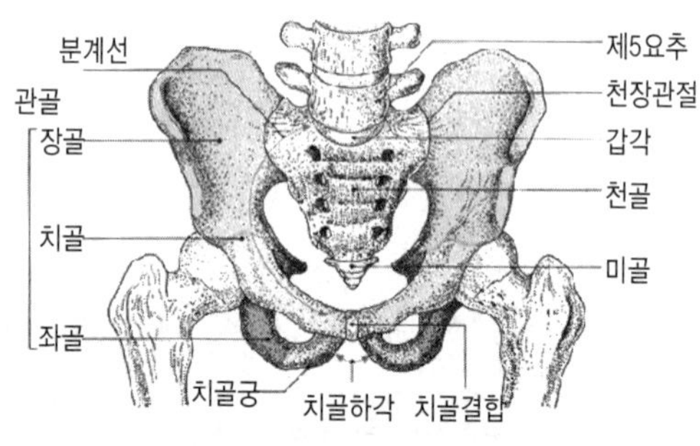

3) 동강부

- 흉부는 원추형이다.
- 흉부골격은 전면은 흉골, 후면은 척추 그리고 좌·우 주위는 늑골로 되어 있다.
- 강부는 횡격막과 흉강부와 복강부로 나누어진다.

- 폐장과 신장 등은 흉가부에 있고, 심장은 위쪽 가슴속에 자리 잡고 있다. 따라서 왼쪽 폐는 오른쪽 폐에 비하여 작다.
- 식도 등은 흉강부 뒤쪽을 스쳐내려가 위에 이른다.
- 대혈관도 주로 뒤쪽에 깊숙히 들어 있어 부상을 당할 때 손상입지 않도록 보호되어 있다.
- 복강부는 많은 중요한 기관을 보호하고 있다.
- 간장은 오른쪽 늑골 밑에 있으며 위는 왼쪽 늑골 밑에 있다.
- 소화효소와 인슐린을 만들어내는 췌장은 위와 간의 부근에 있다.
- 신장은 양쪽에 각각 한 개씩 뒤쪽으로 높이 솟아있고, 비장은 왼편 늑골 밑에 있다. 신장에서는 방광으로 오줌을 보내는 뇨관이 있고, 방광은 골반 안쪽에 있다.
- 신장은 피가 신장을 지날 때 노폐물을 제거하는 가장 중요한 기관이다. 그러므로 매일 1.2~1.5ℓ의 물을 마셔 신장의 작용을 도와주는 것이 좋다.

4) 상지

- 상지는 쇄골, 견갑골, 상박골, 요골, 척골, 수근골, 중수골 및 지골로 되어 있다.
- 쇄골은 어깨 양쪽에 S자 모양으로 된 뼈로써 전단부는 흉골에 붙어 있고 후단부는 견관절에서 견갑골에 접하여 어깨를 적당한 자리에 내뻗어 있게 한다.
- 견갑골은 양쪽에 한 개씩 가슴 뒤의 윗쪽에 있으며 납작하고 삼각형모양이다. 견갑골은 경관절을 이루는데 중요하다.
- 어깨로부터 주관절까지의 상박골은 양쪽에 한 개씩 있어 상박을 이루고, 요골과 척골로써 전박을 이룬다.
- 수근골은 여덟 개로써 손목을 만든다.
- 수근골 다음에 다섯 개의 중수골이 있고, 엄지손가락에 두 개 그 밖의 손가락에 각각 세 개씩 모두 열네 개의 지골이 있다.

5) 하지

- 하지는 대퇴골, 슬개골, 경골, 비골 및 족골로 되어 있다.
- 대퇴골은 몸에서 가장 길고 튼튼한 뼈로 골반부와 슬개부 사이에 있다.
- 슬개부와 족관절 사이에 경골과 비골이 있으며 경골은 슬관절을 이루는 데 중요한 역할을 한다.
- 비골은 경골보다 작은 뼈로서 다리의 바깥쪽에 있으며 족관절을 이루는 데 중요하다.
- 족골은 일곱 개의 뼈와 발바닥을 이루는 다섯 개의 중족골 그리고 열네 개의 지골로 되어있다.

6) 관절과 인대

- 관절은 두 개 이상의 뼈가 모이는 곳 이다.
- 관절은 두개골 관절과 같이 굽혀지지 않는 것과 주관절과 같이 구부러지는 관절이 있다. 구부러지는 관절에 있어서는 뼈끝은 연골이 입혀져 있으며 관절의 둘레를 온통 감싸는 인대라고 하는 힘이 있고 질긴 흰띠로 이어져 있다.
- 인대에는 관절을 기름지게 하는 액체를 나누어 주는 미끄러운 막이 있다. 관절이 염좌되면 대개 인대가 손상되든가 또는 인대가 뼈에서 떨어진다.

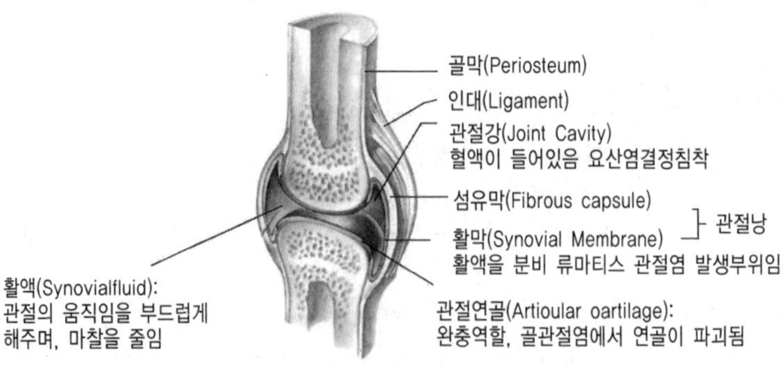

7) 근육과 건

- 뼈에는 주로 근육이 붙어 있으며, 우리의 몸에는 많은 근육이 있다. 각 근육은 뇌로부터 신경자극을 받았을 때 수축하는 능력을 갖고 있다.
  사지의 운동에 있어서는 그 대부분의 근육을 마음대로 쓸 수 있으나 심장근육 같은 것은 조금도 마음대로 쓸 수 없다.
- 대부분의 근육은 직접 또는 질긴 인대나 건에 의하여 간접적으로 각 뼈에 붙어 있다.
  하나의 근육이 수축할 때면 그 근육이 붙어있는 두 뼈를 동시에 끌어당겨 운동을 일으킨다. 대부분의 골절이나 염좌에 있어서는 동통이 심하고 다친 부분의 근육이 뜻대로 수축하지 못하게 하거나 또는 경련을 일으켜 그로 인해 상처가 더 나빠지게 된다.

건(腱)

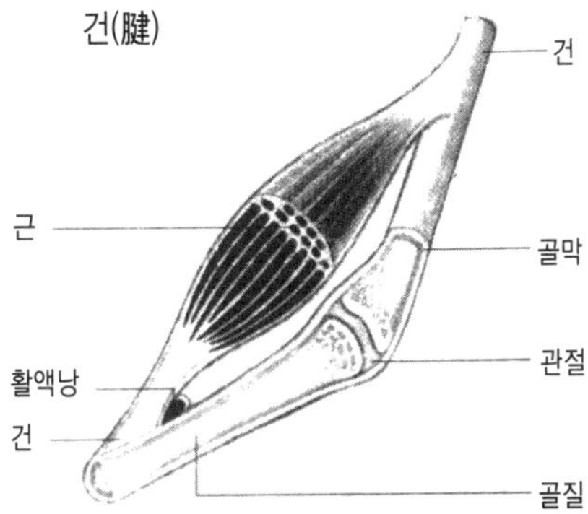

8) 결체조직

- 피하 또는 근육 사이에는 결체조직이라고 하는 황색 혹은 백색의 조직이 있다. 신체내의 지방질은 주로 이 조직 속에 싸여져 있다.

9) 피부

- 피부는 신체를 보호하며 또한 촉각기관이기도 하다.

- 피부 속에는 체온조절을 돕는 한선(땀샘)이 있는데, 이 한선을 통하여 땀이 나오면 피부표면이 습하여지고 체온 열에 의하여 수분이 피부로부터 발산함으로써 내려간다.
- 신체의 함몰된 부분 즉 구강, 비강 등은 피부대신에 점막으로 덮여져 있다.

2. 순환계

- 혈액은 심장의 박동에 의해 전신을 쉬지 않고 돈다.
- 심장은 동맥을 통하여 피를 보내어 모세관에 이르게 한다. 그 다음엔 정맥을 통하여 피는 심장에 다시 돌아오게 된다. 전신을 돌고 심장에 돌아온 피는 심장으로 부터 폐에 가며 폐에서 다시 심장으로 다시 전신을 돈다. 피는 이와 같은 과정을 쉴 사이 없이 반복 순환한다.

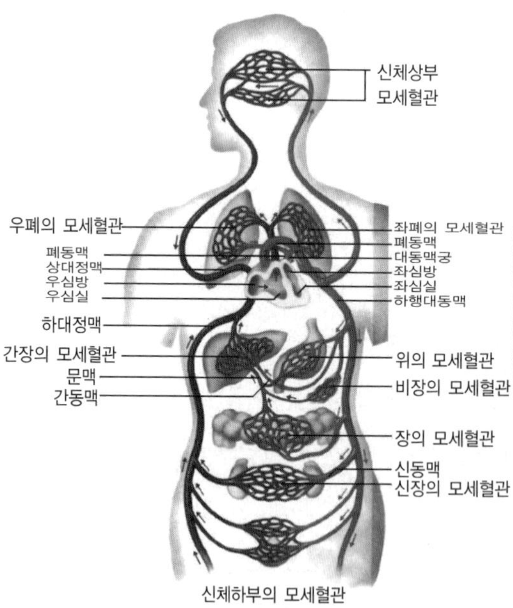

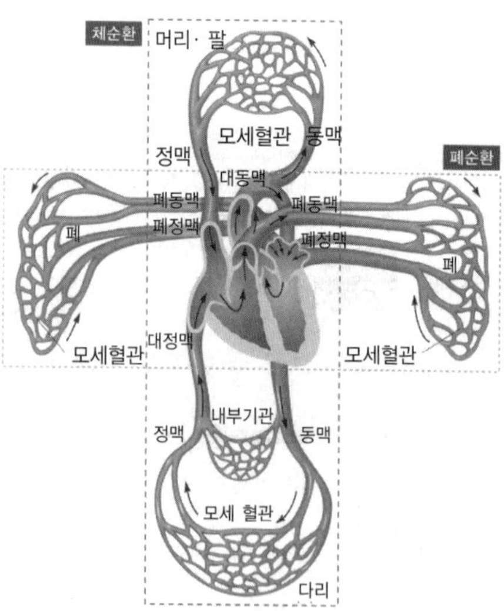

1) 혈액

- 피는 빨갛고 독특한 냄새가 있으며 찝질하고 끈적끈적한 액체로서 그 색은 대체로 짙은 다홍색이다.
- 몸 체중의 약 50~60kg되는 사람은 약 4,000~5,000cc의 피를 가지고 있다. 한 번에 1,000cc이상의 피를 잃는다는 것은 건강유지에 큰 지장을 가져오게 하는 중대한 일이며, 1,500cc이상의 피를 잃으면 출혈사를 면하기 어렵다.
- 헌혈자는 한번에 400~500cc정도의 피를 뽑아도 건강에는 별 지장이 없고, 체혈 후 약 2주일이면 피는 보충된다.
- 수혈은 충격을 받았거나 피를 잃은 환자의 생명을 구하는데 큰 도움이 된다.
- 피는 주로 다음과 같은 성분으로 이루어져 있다.
- 혈소판은 무색구형의 작은 물체로서 출혈 시에는 응고역할을 하여 자연적인 지혈이 되도록 한다.
- 혈장은 영양 또는 적혈구 백혈구 등을 운반하는 맑은 노란색의 액체이다. 혈장은 노폐물을 피부, 폐, 장, 신장 등 배설기관에 운반한다.
- 적혈구는 현미경을 통해서만 볼 수 있다. 적혈구는 피를 붉게 보이게 하며, 폐에서 산소를 흡수하여 전신조직에 나누어 준다.
- 백혈구는 마치 청소부와 같은 활동을 하며 병균을 내몰고 전염병 독으로 부터 몸을 보호하는 작용을 한다. 백혈구 역시 대단히 작으며 적혈구처럼 수가 많지는 않다.
- 피는 몸속을 돌고 있는 동안은 늘 액체로 돌고 있으나, 공기 중에 드러날 때에는 3~5분 안에 응고된다.

2) 심장

- 심장은 속이 비어 있는 근육기관으로써 양 폐 사이의 흉골 뒤쪽에 그리

고 오른편 보다 왼편에 더 가까이 자리 잡고 있으며 펌프작용을 한다.

- 소순환 동맥으로 피를 폐에 날라 폐에서 이산화탄소를 버리고 신선한 산소를 취하여 소순환 정맥을 통하여 심장에 가져오고, 이 피를 펌프작용에 의해 동맥을 거쳐 온몸의 모세관에 보내고, 거기서 영양과 산소를 체세포에 나누어 준다.
- 모세관으로부터 피는 다시 이산화탄소와 그 밖의 노폐물을 가지고 정맥을 통하여 심장을 돌아온다.
- 성인의 심장은 1분간 평균 72회 뛰고, 어린아이들은 좀 더 많이 뛴다.

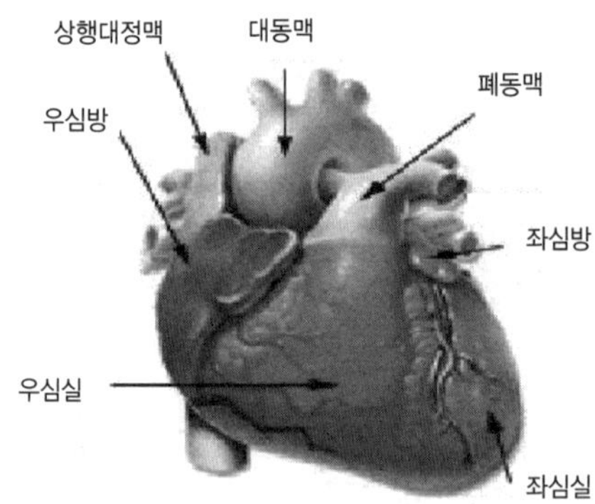

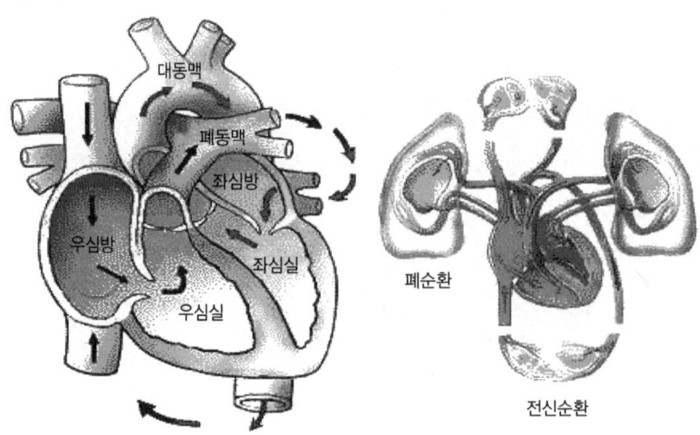

정상심장의 구조와 순환

3) 동맥

- 동맥은 피를 심장으로부터 옮기며, 신체표면에 가까이 있는 동맥은 손상을 받을 염려가 많지만 몸속에 깊이 들어 있는 동맥은 손상을 받는 일이 드물다. 만일 깊이 들어 있는 동맥이 손상을 받았다 하더라도 응급처치원으로서는 그 출혈을 막을 수는 거의 없는 것이다.
- 동맥에 손상을 입으면 상처로부터 많은 피가 내뿜듯이 나온다. 손상된 동맥으로부터의 출혈을 막는데는 압박이 필요하다.
- 동맥압박은 손상된 곳과 심장 사이에서 동맥이 뼈 가까이 지나는 곳에서 압박한다. 대출혈방지를 목적으로 이와 같은 자리에서의 동맥압박이 필요한데 이러한 곳을 지압점이라고 한다. 신체의 양쪽에는 각각 6개의 지압점이 있어 이곳을 손바닥 또는 손가락으로 농맥을 뼈에 압빅함으로써 동맥출혈을 잠시 막을 수가 있다.

(1) 머리와 목의 동맥 지압점

- 목에서는 기관 옆에서 경추에 대하여 경동맥을 압박하는데, 이 동맥압박은 뇌로 가는 피를 막는 위험한 것이므로 비상시에 잠시 사용하는 것이며 이 지압점 압박을 오래 계속 하면 생명이 위험할 수 있다.
- 귀 앞에서 두개골을 향하여 지압한다. 이 지압점은 머리털이 난 부분의 머리에서 출혈이 심할 때에 압박하여 지혈시킨다.
- 턱밑 악궁으로부터 약 1cm앞쪽 즉, 동맥이 하악골을 건너간 부분에서 하악골을 향하여 지압한다. 이 지압점은 안면에 출혈이 심할 때에 사용한다.

(2) 어깨와 팔의 동맥 지압점

- 쇄골 뒤쪽에서 제1늑골에 향하여 지압한다. 이 지압점은 어깨에서 출혈이 심할 때에 사용한다.

- 상박의 중간에서 손아귀를 쥐어 상박동맥을 상박골에 눌러 지혈한다. 이 지압점은 팔에서 출혈이 심할 때에 압박한다.

(3) 하지의 동맥 지압점

- 서혜부 중간에서 대퇴동맥을 골반에 손바닥으로 누른다. 이 지압점은 하지에서 출혈이 심할 때에 사용한다.

4) 맥

신체의 여러 곳에서 피부표면에 가까이 있는 동맥의 맥박을 느낄 수 있는데 이것을 맥이라 한다. 맥은 목과 손목에서 가장 잘 느낄 수가 있다.

- 맥을 짚을 때는 조용히 세 손가락(검지, 중지, 약지)을 팔목에 대며 엄지 손가락은 사용하지 않는다.

5) 모세관

- 모세관은 동맥의 맨 끝에 있는 아주 가는 혈관이다.

6) 정맥

- 모세관이 서로 결합하여 더 큰 혈관이 정맥을 이루고 이 정맥은 또 합류하여 더 큰 정맥을 이룬다.
- 정맥은 피를 심장에 보내는 통로이다.
- 정맥 내의 혈압은 동맥 내의 혈압보다 낮으며 정맥엔 맥박이 없다.
- 정맥은 신체표면에서도 많이 볼 수가 있으나 대부분의 동맥 곁에는 하나 또는 두개의 정맥이 수반되어 있다.
- 정맥은 동맥처럼 잘 보호되어 있지 않기 때문에 자주 손상을 입는다. 정맥으로부터의 출혈은 대개 상처를 직접 압박함으로써 지혈시킬 수가 있다.

3. 호흡계

- 호흡 즉, 숨을 쉰다는 것은 호흡기에 의하여 공기가 폐 속으로 흡입되고 폐로부터 배출되는 작용을 말한다.
- 호흡에 의하여 피는 공기 중의 산소를 공급받고 이산화탄소, 수분 및 그 밖의 여러 가지 가스를 배출한다.
- 호흡은 성인의 경우 1분간 약 17회 하는데 건강, 연령, 운동 등의 조건에 따라 1분간 13~25회까지의 차이가 생긴다.
- 호흡기 계통에는 코, 입, 인후, 기관, 기관지 및 폐가 있다.
- 호흡은 일반적으로 입이 아니라 코로 하는 것인데 공기가 코를 지나는 동안에 따뜻하여지고 깨끗하여지며 축축하여진 다음에 후두를 지나서 기관에 들어간다.
- 기관은 후두개에 의하여 보호된다. 즉, 음식물을 삼킬 때는 언제나 기계적으로 기관을 막아 음식물이 기관 속으로 들어가는 것을 막는다.
  의식이 없는 사람은 이 후두개의 작용이 충분하지 못하여 음식물이 기관 속에 들어가 질식하는 일이 있다. 또한 의식이 없는 사람이 반듯이 누워 있을 경우에는 하악골이 처짐에 따라 인후부의 기도를 눌러 공기의 유통을 막게 되며 때로는 혀가 안으로 처져 기관을 막아 호흡을 못하는 일이 있다.
- 기관은 약 5cm쯤 내려가서 둘로 나누어져 기관지를 이루며 두 기관지는 양쪽 폐에 하나씩 붙어있다. 기관지는 폐에 들어가 나뭇가지처럼 아주 가늘게 나누어져서 나중에는 폐의 기포까지 이른다.
- 기포 벽은 얇은 모세관으로 싸여 있다. 이 모세관의 벽은 대단히 얇아서 기포안의 공기에 섞인 산소가 이 벽을 통하여 폐포 속에 배설된다.
- 호흡은 뇌의 호흡중추의 지령에 의하여 작용된다. 피 속의 이산화탄소의 농도가 어느 정도까지 짙어지면 이산화탄소는 이 호흡중추를 자극하고, 호흡중추는 흉부의 근육 신경을 자극하여 흉부의 근육으로 하여금 늑골

을 끌어올리게도 하고 내리게도 하게 된다. 그와 동시에 신경충동이 횡경막에 이르러 횡경막으로 하여금 수축하게 하든가 또는 이완하게 한다. 이에 따라 흉곽은 넓어지고 공기는 콧구멍을 통하여 들어가서 폐에 가득 찼다가 근육이 느슨해져 흉곽은 본래의 상태로 되돌아가며 따라서 공기는 폐로부터 배출된다.

● 호흡기계의 구조

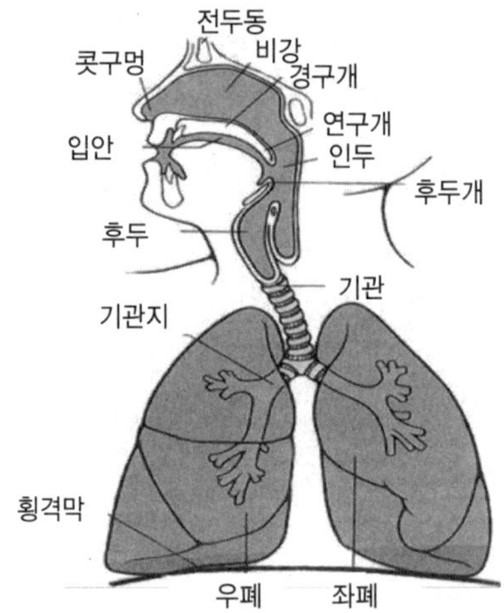

● 폐의 위치와 구조

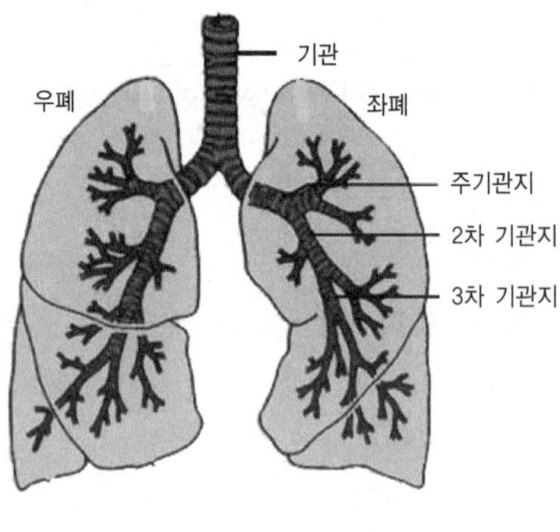

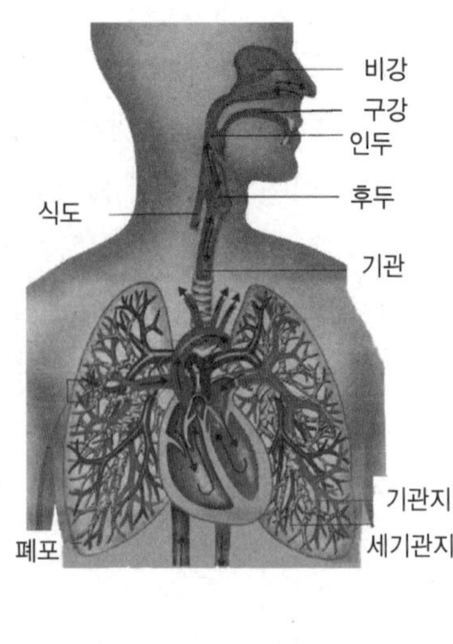

● 폐포

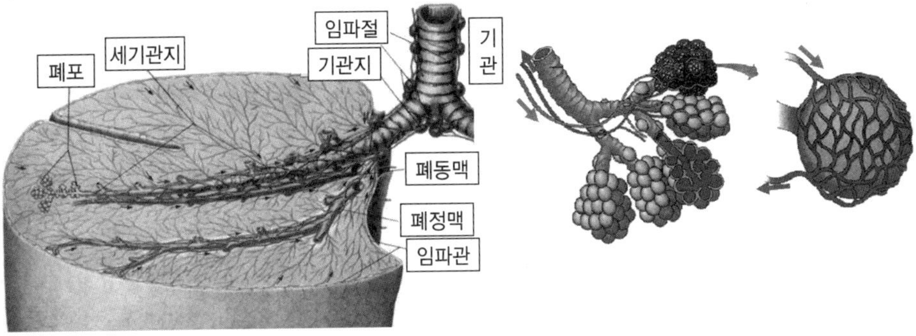

4. 신경계

- 신체의 각 부분은 신경을 통하여 서로 유기적으로 연결되어 있으며, 신경은 근육, 기관 및 혈관의 활동을 조절한다.
- 신경계통은 중추신경과 이곳에서 갈라진 말초신경으로 이루어져 있다.
- 대부분의 중추신경은 뇌와 척수 속에 있다.
- 신경은 많은 신경섬유로서 이루어진 둥글고 흰 줄이다. 신경중추와 말단 사이는 신경섬유가 연결한다(외부 신경계통).
  이 신경섬유는 두 가지의 신경충동을 전한다. 하나는 감각인데 이는 아픔, 열, 냉 같은 감각을 전하고, 다른 하나는 몸을 운동시키는 충동(운동신경)을 전한다. 만약 신경이 끊어지면 그 신경이 퍼져있는 말단 쪽의 감각과 운동은 정지된다.
- 척추가 손상을 받으면 손상된 추골의 압박에 의하여 척수는 둘로 갈라지든가 또는 손상을 받을 것이므로 척수는 신경충동을 전혀 또는 일부도 전할 수 없게 된다. 그 결과로 손상을 받은 신경에 의하여 관리를 받는 신체부분에 있어서는 마비 또는 감각상실을 가져온다.
- 부상에 있어서 신경계통의 손상여부는 대단히 중요한 문제가 된다. 왜냐

하면 신경이 손상되지 않았다면 충격이 없었을 것이기 때문이다.

5. 인체와 영양

- 인체는 그 생존과 활동에 소요되는 열과 에너지를 만들기 위하여 계속적인 영양공급을 필요로 한다. 이 영양은 음식물에 의하여 섭취된다. 음식물은 입으로 먹는데 음식물을 씹을 때 음식에 침이 섞이고 이러한 작용에 의하여 음식물이 부드러워져서 넘길 수가 있게 된다.
- 음식물은 식도를 통하여 위에 들어간다. 위는 주머니 같은 것으로써 그 속에 먹는 대로 음식을 쌓아둔다. 위벽은 위액을 분비하고 위액은 영양분을 소화시킨다. 이 영양분은 일부분 입안에서 소화 흡수되고 나머지 대부분은 유문을 통하여 조금씩 소장으로 옮겨진다. 우리가 먹은 음식물은 3~4시간 뒷면 완전히 위장을 떠난다.
- 소장은 길이가 약 7m인데 음식물이 소장을 지날 때 간, 그 밖에 장벽에 있는 소화샘 등으로부터 여러 가지의 소화액이 나와 음식물에 섞여진다. 이와 같이 소화작용을 거듭하는 가운데, 이미 소화된 영양분은 모세관벽을 통하여 혈액 중에 흡수되는 것이다.
- 음식물은 계속하여 소장을 통과하여 대장에 흘러들어가고 소화시킬 수 없는 음식물은 항문을 통하여 몸 밖으로 배설된다.
- 소화흡수된 영양분은 피에 의하여 전신에 쓰이지만 그 대부분은 에너지가 되어 신체의 활동에 쓰여진다. 즉, 대부분은 피가 나르는 산소와 합쳐서 열이 되고 에너지와 이산화탄소 및 그 밖의 노폐물이 생산된다. 이와 같이 생산된 노폐물은 탄산가스 등을 통하여 몸 밖으로 배설된다.

Chapter 4 구조호흡과 기도폐쇄

1. 구조호흡

사람의 생명은 혈액 속의 산소와 체세포 속의 영양이 결합하여 발생하는 에너지에 의존하여 유지된다. 그러나 모든 체세포는 산소를 저장할 수 있는 기능이 없어 산소 공급이 중단되면 생명을 유지하기가 어렵다. 그러므로 산소는 생명 유지에 필수적이다.

호흡은 크게 외호흡과 내호흡으로 나눈다. 외호흡은 다분히 물리적 현상이다. 몇 가지 근육의 협동작용으로 압력차를 만들어 공기를 폐에 출입시켜 혈액사이에 가스 교환이 일어나게 하여 혈액 속으로 산소가 들어가고 체내에서 생긴 이산화탄소를 몸 밖으로 배출하는 기능이다.

내호흡은 폐에서 산소를 많이 함유하게 된 혈액(동맥혈)이 신체의 각 조직에 도달하면 혈액과 조직세포 사이에 가스교환이 일어나는 현상이다. 즉, 세포내로 들어간 산소가 여러 영양 물질을 산화시킨 후 이산화탄소와 물이 되어 다시 혈액 내로 들어오는 과정을 말한다.

이렇게 계속되는 호흡작용으로 우리는 생명을 유지하게 된다. 부상으로 인하여 자연적인 호흡이 정지되었을 때에도 대개 몇 분간은 심장이 박동한다. 그 짧은 동안 구조호흡을 실시하면 자연적인 호흡을 다시 하게 되어 생명을 건질 수 있게 된다.

2. 구조호흡의 이해와 실시요령

구조호흡의 기술을 이해하려면 이에 관련된 용어와 개념을 먼저 알아두는 것이 중요하다.

1) 호흡과 순환

우선 호흡계(폐)와 순환계(심장)의 해부 및 생리에 대한 기본적인 지식을 알아보자.

- 허파(폐)로 들여 마시는 공기 중에는 21%의 산소(O_2)와 극히 미량의(0.04%) 탄산가스(CO_2)가 포함되어 있고 허파로부터 내보내는 공기 중에는 16%의 산소와 4%의 탄산가스가 포함되어 있다.
- 혈액은 심장의 우심실에서 허파로 보내지며 여기에서 산소를 취하고 탄산가스를 체외로 내보낸다.
- 산소를 취한 혈액(동맥혈)은 심장의 좌심방과 좌심실로 보내지며 여기에서 심장이 박동하는 펌프 작용으로 신체의 각 기관과 조직으로 보내진다.
- 혈액은 신체 각 조직에서 산소를 운반하고 탄산가스를 취하여 다시 심장의 우심방과 우심실로 돌아온다.
- 우리 몸의 조직 가운데 특히 뇌는 다른 어떤 조직보다도 더 많은 양의 산소로 필요로 한다. 일반적으로 산소가 풍부한 혈액이 4~6분정도 차단되면 뇌조직은 치명적인 손상을 입게 된다.
- 호흡과 혈액 순환(심장박동)이 정지된 상태를 임상적 사망이라고 한다.
- 산소를 함유한 혈액을 뇌에 6분 이상 공급하지 못하면 뇌 조직에 돌이

킬 수 없는 손상이 발생된 상태를 생물학적 사망이라고 한다.

- 호흡이 정지되어도 혈액 순환과 맥박은 잠시 동안 계속되는데 이 상태를 호흡정지라고 한다. 이 경우에는 두뇌와 신체의 다른 부분에 혈액을 순환시키는 심장의 작용은 계속되고 있으므로 구조호흡만이 요구된다.
  호흡정지의 통상적인 원인은 익수, 감전, 질식, 목졸림, 약물과용 등이다.
- 순환이 정지되면 맥박이 없어지고 호흡정지가 이와 동시에 또는 직후에 일어난다. 이것을 심장정지라 한다.
  심장정지가 일어나면 혈액에 산소를 공급하고 혈액을 뇌로 순환시키기 위하여 구조호흡과 인위적 심장박동(심폐소생법)이 요구된다.
  심장정지의 통상적인 원인은 심장마비, 감전, 대출혈, 또는 물에 빠졌을 때의 마지막 단계로써의 질식 및 호흡정지 등이다.

2) 구조호흡의 실시요령

구조호흡의 기본단계는 기도의 개방과 호흡의 회복이다. 구조호흡은 거의 모든 단계에서 다른 사람의 도움이나 부수적인 장치의 필요없이 재빠르게 실시할 수 있다.

기본 단계는 기도폐쇄 및 호흡의 부적절 또는 호흡 부전 등에 대한 응급처치다. 호흡의 부적절은 기도폐쇄 또는 호흡부전에 의하여 초래될 수도 있다.

기도폐쇄로 인하여 호흡장애를 일으키고 있음을 알기 어려운 경우가 많다. 어떤 경우에는 몹시 힘들게 호흡을 하거나 씩씩대거나 거르릉거리는 소리를 내거나 가쁜 숨을 쉬고 있는 모습으로 기도의 장애를 인지하기도 한다.

호흡부전의 특징은 호흡하려고 애쓰지 않으며, 가슴이나 상복부가 움직이지 않고 코나 입을 통한 공기의 드나듬을 인지할 수 없는 것이다.

이 과정에서는 입으로 불어넣기 구조호흡법만 다룬다. 이는 구조호흡법중 가장 효과적이며 불필요한 행동으로 시간을 지연시키는 일이 없는 방법이기 때문이다.

구조호흡과 ABC

부상자의 상태확인	응급처치순서
기도(A: Airway)	① 기도장애를 확인하기 위해 호흡확인 ② 기도개방(혀에 의한 기도장애 처치) ③ 두 번 불어넣기(이물질에 의한 기도장애 확인)
호흡(B: Breathing)	④ 보고 듣고 느끼기(기도 개방전, 경동맥 확인시)
순환(C: Circulation)	⑤ 경동맥 확인

대상별 구조호흡

	나이	기도개방	맥박확인	불어넣기		
				횟수	시간	불어 넣는곳
성인	8세 이상	90도	경동맥	12회/1분	2초	입
어린이	1세-8세 미만	45도	경동맥	20회/1분	1.5초	입
영아	1세미만	15도	상박동맥	20회/1분	1.5초	코와입

구조호흡 실시요령(성인/ 어린이)

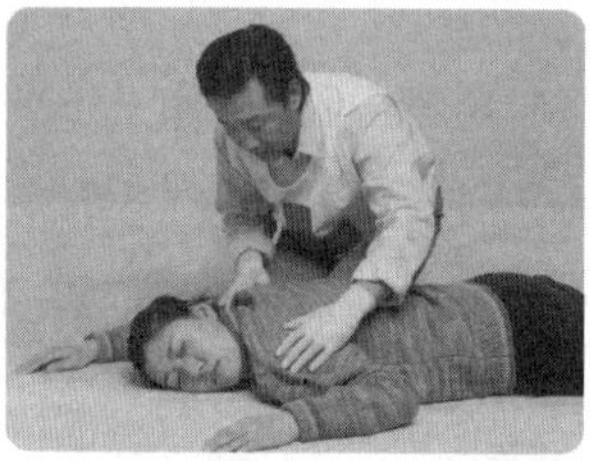

1. 현장조사/연락/의식유무 확인
   1) 현장이 안전한가 조사한다.
   2) 주변에 도움을 요청한다.
   3) 환자의 의식 확인 (어깨를 가볍게 두드리며 큰소리로 "괜찮습니까?" 하고 물어본다)
      - 환자의 얼굴부위로 최대한 가깝게 붙인다.

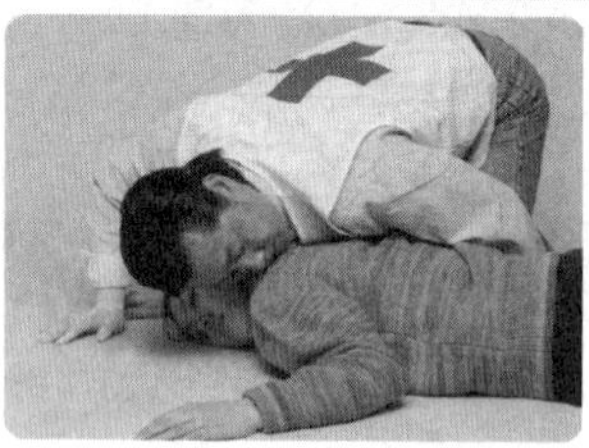

2. 1차 호흡확인
   1) 환자의 자세는 그대로 하고 처치자가 환자의 얼굴에 최대한 가깝게 붙인다.
   2) 한손은 바닥에 붙이고, 눈은 가슴을 보고, 귀로 듣고, 숨결을 느낀다(10초간 실시)

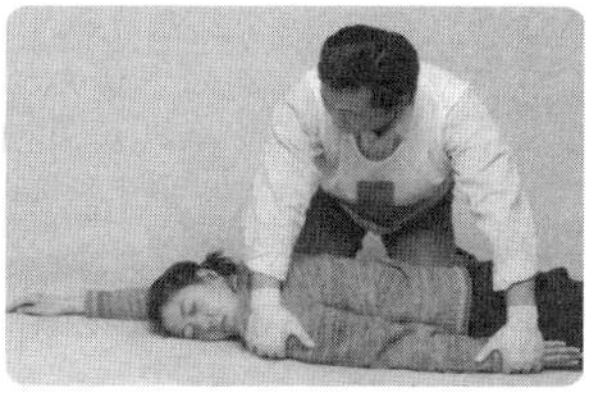	3. 환자의 자세교정 1) 환자의 팔다리를 정리한다. 2) 넘길때 목부분을 잡을 것 3) 넘긴 후 팔다리 재 정리할 것 4) 자세교정은 신속하게 10초 이내에 마칠 것
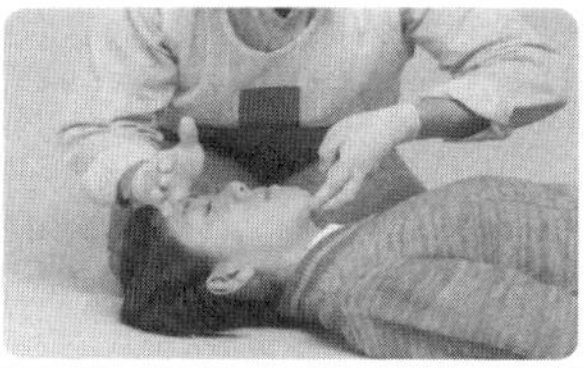	4. 기도개방 1) 환자의 눈썹위에 한손을 얹고 머리를 뒤로 젖힌다. 2) 다른 한손을 턱을 가볍게 받친다. 3) 성인 90도, 유아 45도.
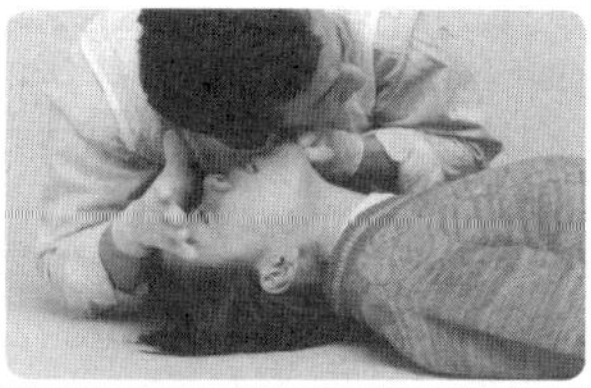	5. 2차 호흡확인 1) 기도개방상태에서 눈은 가슴을 보고, 귀로 듣고, 숨결을 느끼다(10초간 실시)
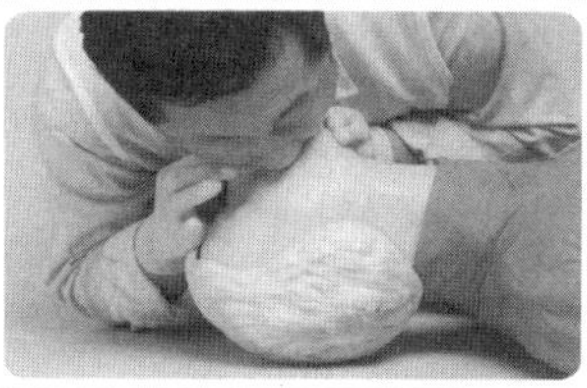	6. 두 번 충분히 불어넣기 1) 기도개방을 유지하고 이마에 얹은 손의 엄지와 검지손가락으로 코를 막는다.(2초/1회) 2) 세게 불거나 빨리 불지 않는다(위팽창)
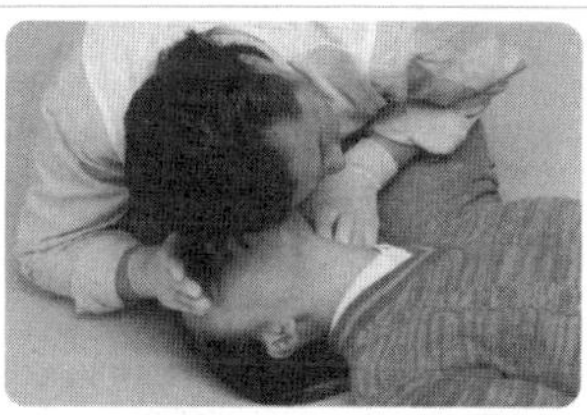	7. 맥박 확인 1) 턱 밑의 손을 목의 경동맥으로 가져가서 10초간 호흡 및 맥박을 확인한다.(가슴 확인) 2) 맥박이 있으면 구조호흡 실시 3) 맥박이 없으면 심폐소생술 실시
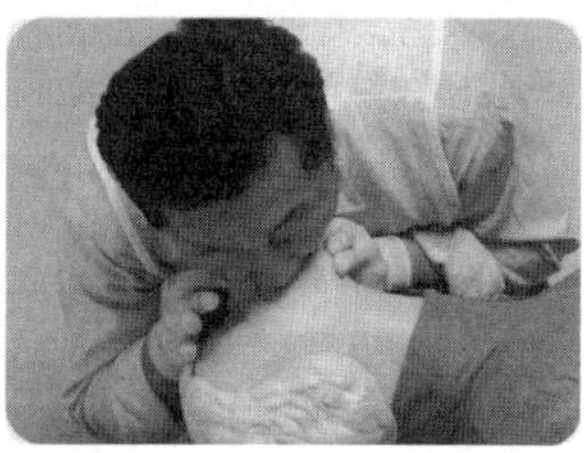	8. 규칙적 불어 넣기 1) 5초마다 한번씩 불어넣기를 하되 2초간에 걸쳐 불어 넣는다 (12회/분) * 어린이는 3초마다 한번씩 불어넣되 1.5초간에 걸쳐 불어넣는다(20회/분) 2) 환자 가슴의 오르내림을 지켜보며, 호흡 및 숨결을 느낄 것. 3) 불어 넣을때 엄지와 검지손가락으로 코를 막는다.

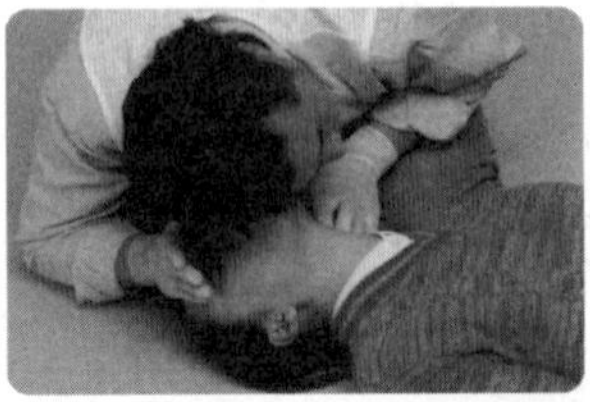

9. 맥박 재확인

1) 기도개방상태에서 턱 밑의 손을 목의 경동맥으로 가져가서 10초간 호흡 및 맥박을 재확인 한다.
눈은 가슴을 보고, 귀로 듣고, 숨결을 느낀다. (10초간 실시)

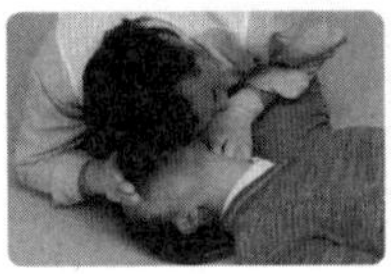

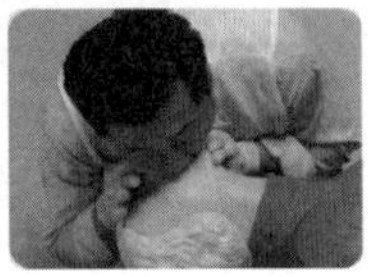

10. 규칙적으로 불어넣기 계속

맥박이 돌아오지 않으면 규칙적 불어넣기/ 맥박확인 반복 실시(1분 간격으로 맥박 재확인)

영아 구조호흡 실시요령

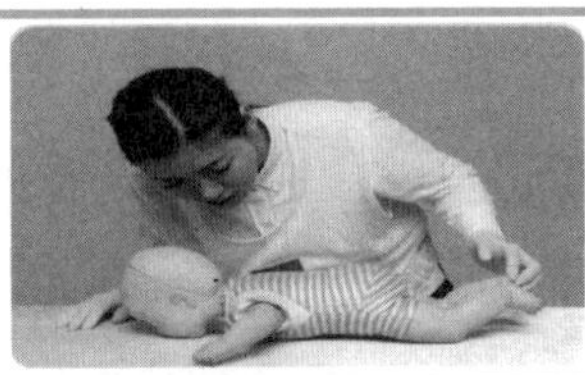

1. 현장조사/연락/의식유무확인

1) 현장이 안전한가 조사한다.
2) 119나 응급의료기관에 전화하도록 한다.
3) 발바닥을 간질이거나 가볍게 꼬집어본다

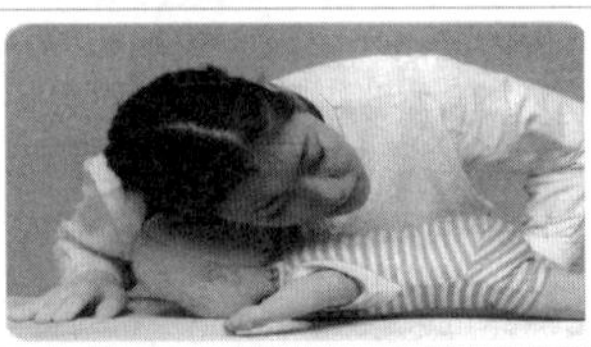

2. 1차호흡확인

1) 영아의 얼굴 가까이 대고 10초간 호흡을 확인한다.

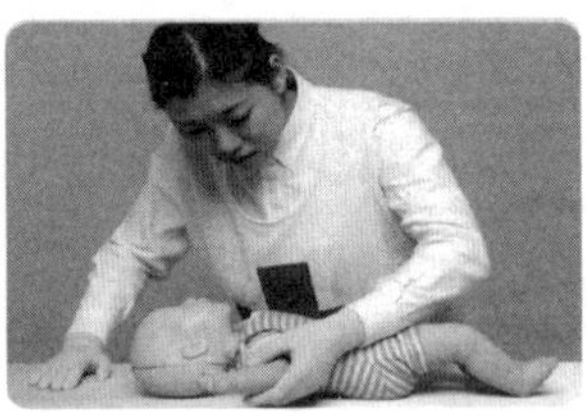

3. 영아의 자세교정

1) 필요하면 영아를 돌려서 바로 눕힌다. 영아를 보면서 서거나 무릎을 꿇고 앉는다.
2) 영아의 두 다리를 펴고 처치원 가까이 있는 영아의 팔을 영아의 머리 위로 뻗쳐놓는다.
3) 몸을 숙여 한 손은 영아의 어깨를 다른 손은 엉덩이를 잡는다.
4) 영아를 처치원 쪽으로 한번에 돌려 눕히는데 이때 어깨에 얹었던 손으로 머리와 목뒤를 받친다. 처치원 쪽에 있는 영아의 팔을 영아의 옆구리와 나란히 놓는다.

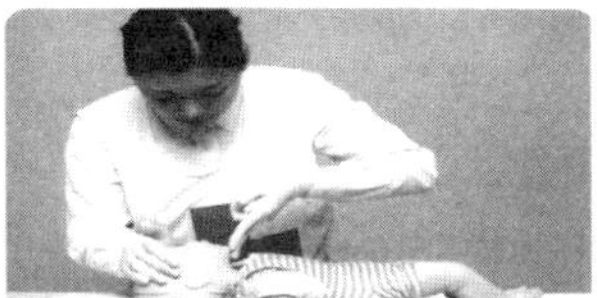	4. 기도개방(머리뒤로 젖히기/ 턱 끌어올리기) 1) 환자의 머리 쪽에 있는 처치원의 손을 환자의 이마 위에 얹고 머리를 뒤로 젖힌다. 2) 다른 손의 손가락을 환자의 아래턱뼈 밑에 대고 턱을 앞으로 살며시 끌어올려 기도를 열어준다
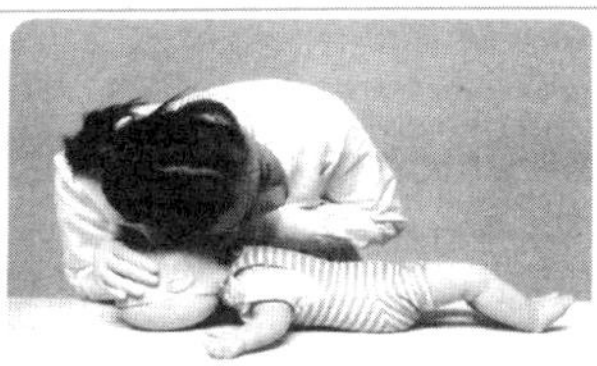	5. 2차 호흡확인 1) 기도개방을 유지한 채 환자의 입과 코 가까이 귀를 대고 환자의 가슴이 오르내리는지 살펴보고, 10초간 호흡을 확인한다.
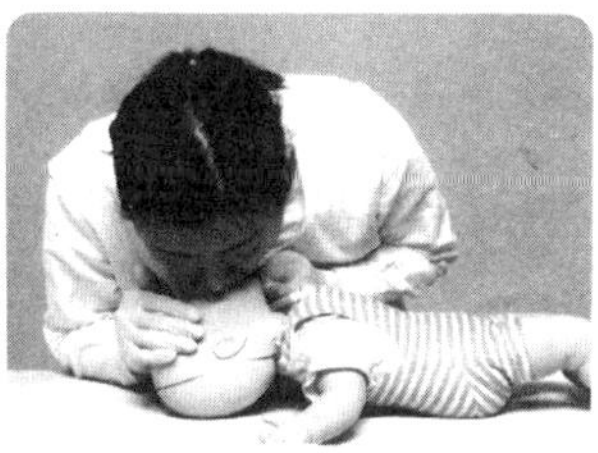	6. 두 번 천천히 불어넣기 1) 기도개방을 유지한 상태에서 영아의 입과 코를 통하여 천천히 공기를 불어 넣는다. 2) 두 번 천천히 불어넣기를 매회 1.5초간 실시한다. 3) 불어넣는 사이에 처치원 자신의 호흡을 한다. 4) 처치원의 귀를 환자의 코에 대고 환자 가슴의 오르내림을 지켜본다. 5) 공기가 나감을 보고, 듣고, 느낀다.
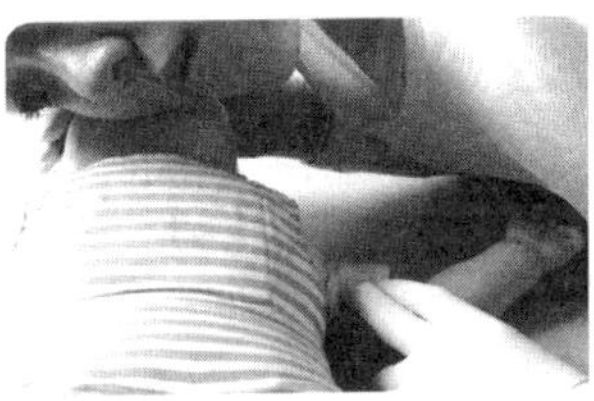	7. 맥박확인 1) 한 손을 이마에 얹고 머리뒤로 젖히기를 유지 한다. 2) 다른 손의 엄지를 처치원쪽에 있는 영아의 상박 바깥쪽 중간쯤 대고 검지와 중지로 안쪽을 가볍게 누른다. 10초간 호흡과 상박동맥을 찾아 맥박을 확인한다. * 영아들은 목이짧고 통통하기 때문에 경동맥을 감지하기 어려우므로 상박동맥에서 확인한다.
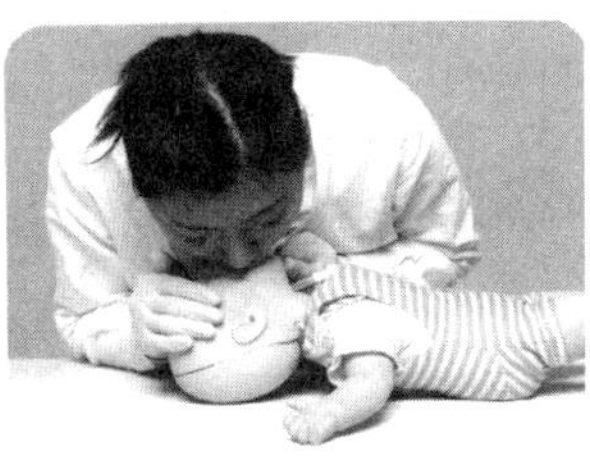	8. 규칙적으로 불어넣기 시작 1) 맥박 확인 후 맥박이 있고 호흡이 없으면 즉시 규칙적으로 불어넣기를 실시한다. 2) 3초마다 한번씩 불어넣기를 한다. 코와 입을 통하여 1.5초간 걸쳐 천천히 불어 넣는다. 영아 가슴의 오르내림을 지켜본다. 3) 공기가 빠져나가는 것과 호흡이 회복되는지를 듣고 느낀다. 4) 1분간 계속한다(20회)

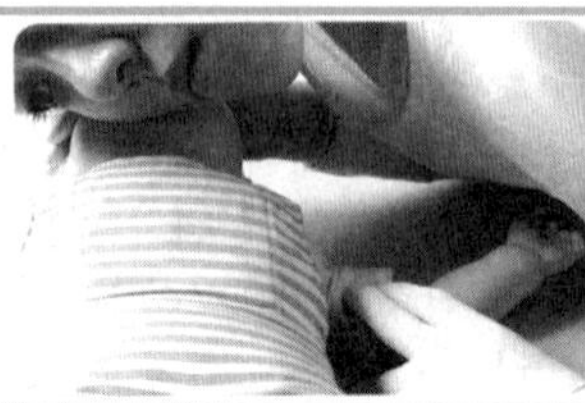	9. 맥박확인 1) 기도를 유지한다. 2) 상박동맥을 찾아 10초간 호흡과 맥박을 재확인한다.
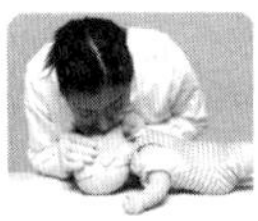 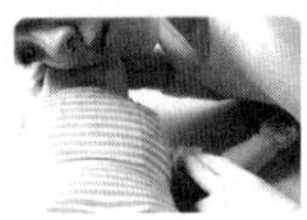	10. 규칙적으로 불어넣기 계속 1) 기도개방을 유지한다. 2) 3초마다 한번씩 불어넣기를 한다. 3) 불어넣는 시간은 1.5초간에 걸쳐 천천히 불어넣는다. 4) 1분간격으로 맥박을 재확인한다.

처치원은 적절한 구조호흡이 실시되고 있는지 다음 사항을 항상 확인한다.

- 환자 가슴의 오르내림
- 불어넣었을 때의 저항 및 탄력성
- 환자가 내쉬는 공기의 배출을 듣고 느낌
- 항상 기도개방을 유지할 것
- 적절한 기도개방과 구조호흡이 이루어지고 있는지 확인할 것
- 환자의 호흡이 돌아오는지도 유의하여 관찰할 것
- 구조호흡의 실시 속도
  - 성인 : 5초 간격으로 1분에 12회
  - 아동 : 3초 간격으로 1분에 20회
  - 유아 : 3초 간격으로 1분에 20회

구조호흡을 종료할 수 있는 경우

- 환자 스스로 호흡하기 시작할 때
- 훈련된 다른 처치원과 교대할 때

– 응급의료원이 도착하여 환자를 처치할 때
– 처치원이 너무 지쳐 구조호흡을 더 이상 계속할수 없을 때

3. 특별한 경우의 구조호흡

1) 후두 절제자

후두(성대)를 절제하여 제거하고 목 아랫 쪽에 구멍(기공)을 내어 기관을 직접 연결시킨 사람도 있다. 이런 사람을 후두 절제자라고 한다. 후두 절제자는 이 기공을 통해 호흡한다. 이런 경우 입이나 코로 들어가는 공기는 호흡에 아무런 도움이 되지 않는다.

이러한 사람에게 구조호흡을 할 경우에는 기공에 불어넣기 구조호흡을 실시하여야 한다. 기공이 있음을 알지 못하고 입으로 불어넣기 또는 코에 불어넣기 방법을 실시하면 아무런 효과가 없으며 불어넣은 공기는 대부분 위로 들어가게 된다.

기도개방 또는 두 번 충분히 불어넣기를 할 때 이상을 느끼면 후두절제 여부를 확인해야한다.

기공에 불어넣기는 후두절제자의 목을 수평으로 하여 머리를 똑바로 유지한다. 기도개방을 위하여 머리를 뒤로 젖히거나 턱을 끌어올릴 필요가 없다. 목을 늘이거나 한쪽으로 비틀리게 하면 기공의 형태가 변하여 구멍이 막히는 수가 있다.

처치원은 입을 기공 주위에 밀착시키고 가슴이 부풀 때까지 불어넣는다. 그런 다음 입을 떼어 환자가 숨을 내쉬게 한다. 입이나 코로는 공기가 나오지 않으므로 이곳에서 공기가 나오는 것을 느껴서는 안 된다.

2) 부분 후두 절제자

부분 후두 절제자이거나 임시로 기공을 한(대개 심한 질병이나 부상 때문

에) 사람에게 구조호흡을 해야 할 경우도 있다. 부분적 또는 임시로 후두 절제를 받은 사람의 기공은 목 앞부분에 있으나 후두(성대)는 적출되어 있지 않으며 기관과 식도가 만나는 곳을 수술로 폐쇄시키지 않은 상태이다. 기공은 상태가 호전되면 대개 봉합한다.

부분적 또는 임시 후두 절제자에게 입과 기공을 통해 구조호흡을 실시하려면 후두절제자와 같은 요령으로 실시한다.

숨을 불어넣을 때 가슴이 올라가지 않으면 입과 코를 막고 기공을 통해 계속 구조호흡을 실시한다.

● 후두절제자/부분 후두절제자

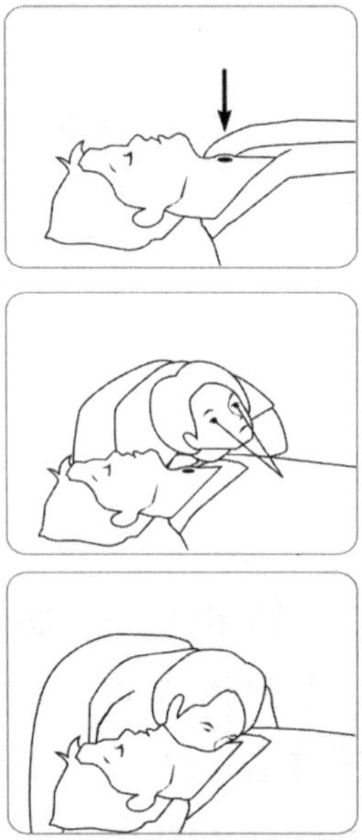

3) 위 팽창

구조호흡을 할 때 흔히 위 팽창을 일으킨다. 이는 어린이에게서 잘 일어나지만 성인에 있어서도 간혹 일어날 수 있다. 이것은 폐의 환기에 과다한 압력을 가하였거나 기도가 막혔을 때 일어난다. 가벼운 위 팽창은 무시하여도 좋다. 그러나 위의 팽창이 심하면 다음의 위험한 상황이 일어날 수 있다.

- 확장된 위 때문에 횡경막이 올라와 양측 폐의 하부를 압박하여 구조호흡의 효과를 감소시킨다.
- 횡경막이 올라와 심장과 큰 혈관의 위치 변형이 생기며 정맥환류를 방해한다. 또한 확장된 위는 복부 장기를 압박하며 정맥환류 및 궁극적으로 심장의 박출량을 감소시킨다. 결과적으로 확장된 위는 순환에 방해가 된다.
- 확장된 위속의 내용물은 갑자기 역류되기 쉬운데 이 때 액체상태의 내용물이 인후에 올라가 이것이 폐나 기관 내에 들어가면 구조호흡을 방해하는 수 가 있다.

이러한 이유 때문에 위 팽창은 될 수 있는 대로 빨리 억제하거나 처치해야 한다. 응급상황에서 이것은 복부를 손으로 눌러줌으로써 처치할 수가 있다.

위 팽창을 일으킨 무의식 환자의 경우 처치원은 환자를 옆으로 눕히고 상복부를 가볍게 눌러 위속의 가스를 배출시킬 수 있다. 위를 누르기 전에 머리를 받쳐 위속의 가스와 함께 나오는 위의 내용물과 위액이 폐로 들어가지 않도록 주의한다. 입을 닦아내고 구조호흡을 계속한다. 어린이나 영아에게도 같은 방법으로 처치한다.

4. 기도개방의 다른 방법

1) 턱 밀어 올리기

대부분의 경우 머리를 뒤로 젖히는 기도 개방이 효과적으로 이루어진다. 그러나 머리를 젖히는 것만으로 성공하지 못하면 부수적으로 턱을 앞으로 미는 턱 밀어 올리기가 기도의 개방에 필요하다. 턱 밀어 올리기는 세 가지 동작으로 이루어진다.

- 아랫턱을 위로 들어 올려 앞으로 나오게 한다.
- 머리를 뒤로 젖힌다.
- 아랫입술을 턱쪽으로 끌어내려 입을 벌린다.

턱 밀어 올리기를 하려면, 귓불 앞에 있는 환자의 턱모서리 뒤에 처치원의 손가락을 댄다. 그 다음 머리를 뒤로 젖히고 아랫턱을 위로 올린다. 동시에 양쪽 엄지손가락으로 환자의 아랫입술을 밑으로 끌어 내린다.

환자가 스스로 숨을 쉬기 시작하지 않으면 처치원은 환자의 옆에 위치하여 입으로 불어넣기 또는 코에 불어넣기 구조호흡을 실시한다.

입으로 불어넣기 구조호흡을 실시할 때는 구조원은 자기의 손으로 환자의 코를 막는다. 코에 불어넣기 구조호흡을 실시할 때는 환자의 입을 다물게 하고 손으로 입술 위를 막은 채 코로 통해 공기를 불어넣는다.

이 동작은 표준적인 머리 뒤로 젖히기보다 실시하기가 더 어렵다. 구조호흡 실습용 마네킹으로는 훈련하기 어렵다.

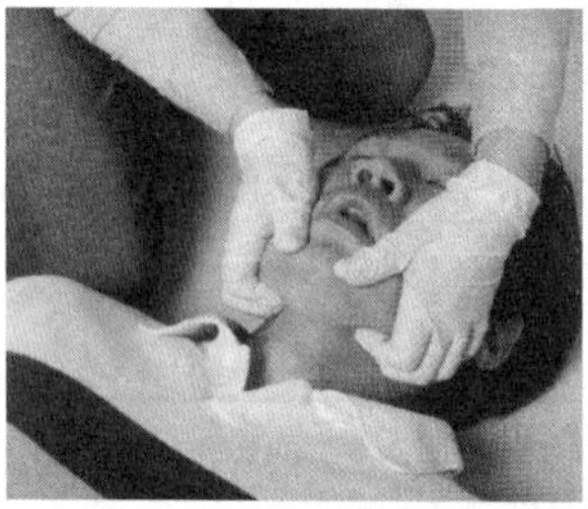

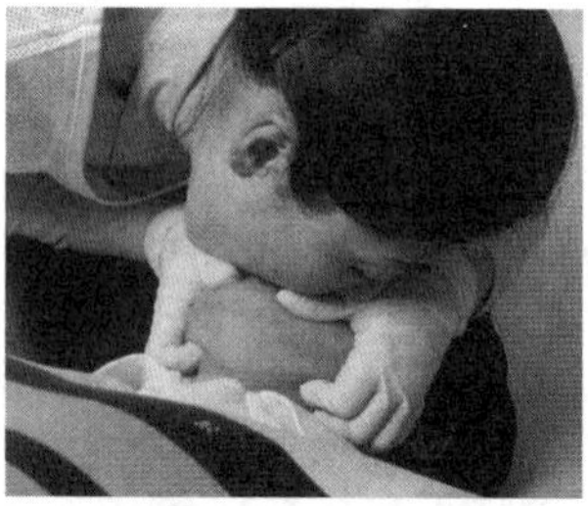

5. 성인/ 어린이 기도폐쇄

1) 원인

이물질로 기도가 막히는 일은 식사 중에 많이 일어난다. 음식물로 인해 기도가 막히는 흔한 경우는 다음과 같다.

- 술을 마시며 음식을 먹을 때
- 의치(틀니) : 음식물의 크기를 감지하기 어렵다.
- 음식물을 충분하게 씹지 않고 삼킬 때
- 흥분하거나 크게 웃으면서 음식물을 삼킬 때

이상의 경우로 생긴 기도폐쇄의 위급 상태를 흔히 심장마비로 오인할 때가 많다.

2) 예방

음식물이나 기타 이물질로 기도가 막히지 않도록 하려면 다음과 같은 사항을 주의한다.

- 음식물을 잘게 썰어 먹고 천천히 잘 씹는다(의치를 한 사람의 경우).
- 씹거나 삼킬 때 크게 웃거나 빨리 말하지 않는다.
- 식사 전과 식사 중에는 술을 너무 많이 마시지 않는다.
- 음식물이나 다른 물건을 입에 넣은 채 걷거나, 달리거나, 놀지 않도록 한다(특히 어린이의 경우).
- 공, 구슬, 압핀 등을 어린이의 손에 닿지 않도록 치운다.

3) 징후와 증상

기도폐쇄는 무엇보다도 빨리 발견하는 것과 졸도, 뇌일혈, 심장마비, 기타 갑작스러운 호흡장애를 일으킨 상태와 혼동하지 않는 것이 중요하다. 기도폐쇄는 부분 기도폐쇄와 완전 기도폐쇄의 두 가지로 나눈다.

(1) 부분기도폐쇄

호흡을 할 수 있는 경우에는 기침을 할 수도 있으나 호흡하는 중에 씩씩대거나 거르릉 거리는 소리가 나는 경우가 많다.

환자에게 기침과 호흡을 계속하게 하고 지켜본다. 환자가 이물질을 뱉어

내려고 애쓰는 것을 방해하면 안된다. 처음부터 호흡을 잘하지 못하거나 처음에는 호흡을 하다가 호흡이나 기침을 하지 못하게 될 수도 있다. 그렇게 되면 기침이 약해지고 숨을 들이마실 때 이상한 소리가 나며 청색증(산소결핍으로 피부, 손톱, 입 안쪽이 검푸르게 되는 상태)이 나타나기도 한다. 이러한 상태가 되면 부분 기도폐쇄라도 완전 기도폐쇄로 다루어야 한다.

(2) 완전기도폐쇄

완전 기도폐쇄 환자가 의식이 있는 경우는 다음과 같은 세 가지 중요한 징후가 나타난다.

- 환자는 숨을 쉴 수 없고 기침을 할 수 없고, "말할 수 있습니까 ?"하고 물어도 대답하지 못한다.
- 환자는 반사적으로 엄지손가락과 집게 손가락으로 목을 움켜쥐는 동작을 하여 "목이 막혔다는 신호"를 한다.
- 환자에게 청색증이 나타나거나 호흡을 하려 애쓰는 과장된 몸짓이 나타난다.

이런 경우에는 즉각적으로, 환자가 의식을 잃기 전에 다음의 조치를 취한다.

4) 응급처치 – 이물질의 제거

기도폐쇄를 처치하기 위하여 복부 밀쳐 올리기와 손가락으로 (이물질을 휘저어)꺼내기를 한다. 이들 처치법의 요령 순서는 다음과 같다.

● 복부밀쳐올리기 실시요령

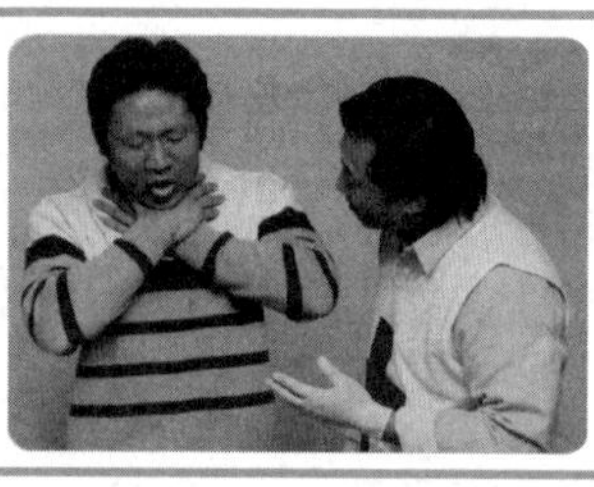	1. 자신이 응급처치원임을 밝히고 동의를 구한다.

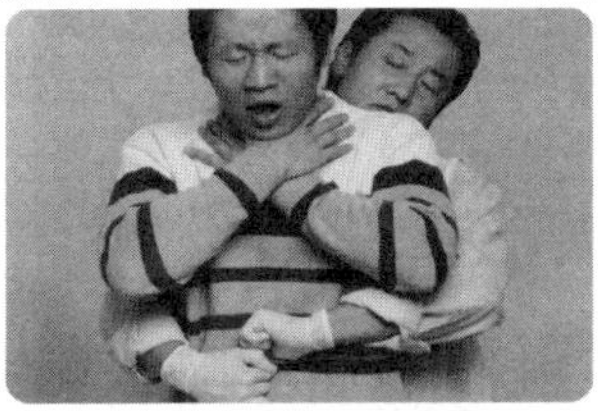	2. 환자를 세우거나 앉힌뒤 환자 뒤에서 환자의 허리를 팔로 감고 한손은 주먹을 쥔다. 주먹쥔 손은 엄지 손가락 부분이 배꼽위와 흉골 아래쪽 끝 사이의 복부 중앙에 오도록 한다.
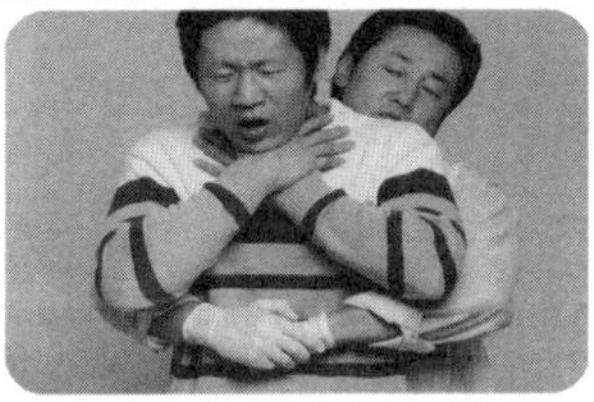	3. 주먹 쥔 손을 다른 손으로 잡고 팔꿈치가 환자의 바깥쪽을 향하게 하여 환자의 복부 안쪽으로 주먹을 누르며 위를 향하여 빠르게 밀쳐 올린다. 반드시 환자의 복부 중심선에 주먹이 오도록 하고 옆으로 밀치는 일이 없도록 한다.
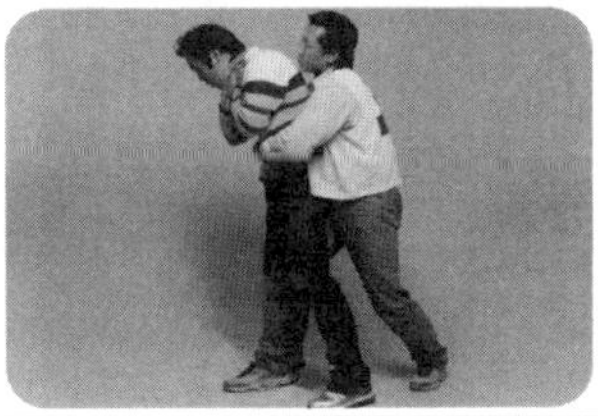	복부 밀쳐 올리기는 이물질이 제거되었거나 환자가 의식을 잃을 때까지 반복한다.

● 가슴압박 실시요령

복부 밀쳐 올리기 대신 가슴 누르기 방법도 있다. 환자가 뚱뚱하거나 임신하여 구조원이 환자의 복부를 팔로 감쌀 수 없는 경우에는 가슴 누르기를 한다.

환자가 서 있거나 앉아 있으면 그 뒤에 서서 팔을 환자의 겨드랑이에 껴서 감싸안고 주먹의 엄지손가락 쪽을 흉골 위에 댄다. 다른 손으로 이 주먹을 잡고 압박한다.

이 때에도 기도의 이물질을 제거하려는 의도로 한 번씩 끊어서 실시해야 한다.

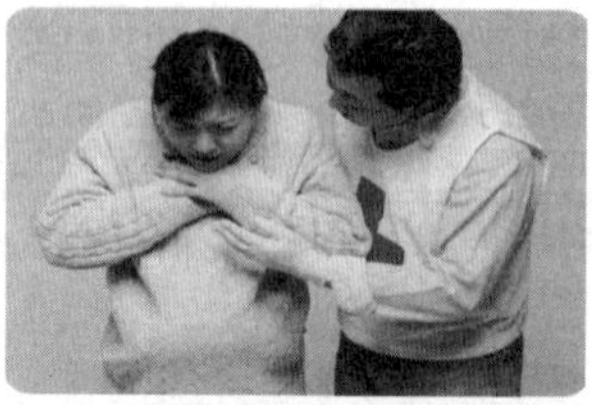	1. 자신이 응급처치원임을 밝히고 동의를 구한다.
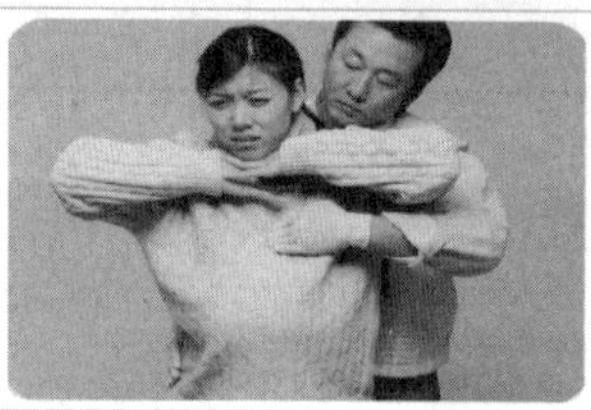	2. 환자를 세우거나 앉힌뒤 환자 뒤에서 환자의 겨드랑이에 끼고 가슴을 감싼다. 주먹의 엄지손가락 쪽을 흉골 중앙 부위에 댄다. 주먹이 늑골 위나 흉골 아래끝 가까이 놓이지 않도록 주의한다.
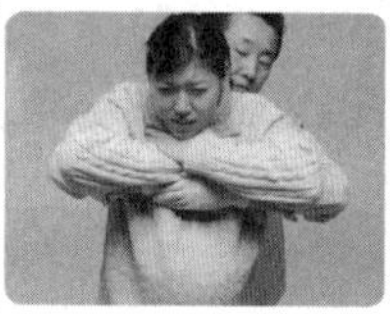 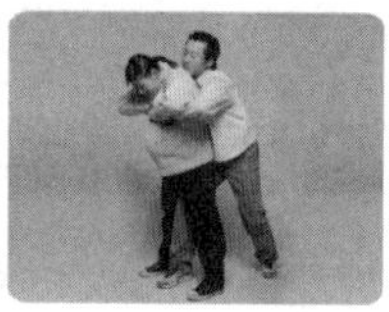	3. 다른 손으로 주먹을 잡고 빠르게 수평으로 압박한다. - 기도의 이물질이 제거되거나, 환자가 의식을 잃는 경우에는 중단한다. 이물질을 제거하기 위한 가슴 압박은 한번씩 확실하게 시도해야 함을 유념한다.

※ 자신의 기도가 막혔을 때 주위에 도와 줄 사람이 없으면 혼자서 복부 밀쳐 올리기를 실시한다.

주먹을 윗쪽 복부에 대고 누르면서 환자가 서있는 자세의 경우와 같이 자신의 배를 안쪽 위로 빠르게 밀쳐 올린다. 또는 의자의 등받이, 싱크대의 모서리, 난간 등에 배를 대고 몸을 앞으로 기울이면서 빠르게 몸을 누른다. 이때는 끝이 뾰족한 부분에 대고 누르지 말아야한다.

(3) 손가락으로 꺼내기

이물질이 보이거나 이물질이 있다는 의심이 들면 손가락으로 꺼내야 한다. 이물질이 보이지 않으면 앞에서 말한 복부 밀쳐 올리기 등의 처치를 하여 이물질을 떼어 내면 손가락으로 제거하기 쉽다.

의식이 있는 환자의 목안에 손가락을 넣으면 헛구역질을 하거나 토하게 된다. 그러나 커다란 이물질이 식도 윗부분이나 그 이상에 있으면 손가락으로 꺼낼 수도 있다.

환자의 입안에 손가락을 넣으려면 엄지손가락과 다른 손가락으로 혀와 아래턱을 함께 잡고 입을 벌리며 턱을 끌어올린다. 이렇게 하면 혀가 목구멍 안쪽으로부터 당겨져 나오게 된다. 이 처치만으로도 기도에 있는 이물이 제거되어 기도를 열 수 있다.

한 손으로 입을 벌린 후에는 다른 손의 집게손가락을 뺨 안쪽을 따라 미끌리듯 혀뿌리가 있는 곳까지 넣는다. 이 때 손가락을 갈고리 모양으로 하여 휘저어 이물질을 꺼낸다. 때로는 이물질을 목안의 반대쪽에 대고 밀어서 꺼낼 수도 있다. 어떤 경우이든 이물질이 기도 속에 더 깊이 들어가지 않도록 주의한다.

(4) 입 열기

위의 내용물이나 이물질의 제거 또는 구조호흡을 위하여 입을 억지로 열어야할 필요가 있는 경우가 가끔 있다.

입을 억지로 여는 한 가지 방법은 손가락 교차법인데 처치원의 엄지손가락을 환자의 아랫니에, 둘째손가락은 윗니에 댄다. 그리고 엄지손가락은 아래로, 둘째 손가락은 위로 힘을 주어 입을 연다. 다른 손으로는 이물질을 제거한다.

환자의 턱을 벌리는 또 다른 방법은 처치원의 둘째 손가락을 환자의 아랫니 뒤쪽과 턱 사이의 공간에 밀어 넣고 손가락을 비틀어 쐐기와 같은 작용을 하여 여는 것이다.

(5) 환자 상태별 응급처치

기도가 완전히 막혀 있고 의식이 있는 환자의 경우, 상황의 긴박함은 아무리 강조해도 지나치지 않는다. 기도가 막혔음을 인지하면 즉시 적절한 조치를 취하는 것이 중요하다. 처치를 하는 도중 이물질이 배출되거나 환자가 숨을 쉬거나 기침을 하면 처치를 중단하고 면밀히 관찰한다. 기도가 막혀 있는 환자의 상태별 응급처치는 다음과 같다.

의식이 있는 환자

- "말할 수 있습니까 ?"라고 묻고, 말을 하면 환자를 적절한 자세를 취하게 한다.
- 복부 밀쳐 올리기를 실시한다.
- 효과가 나타나거나 환자가 의식을 잃을 때까지 밀쳐 올리기를 반복한다.

이물질을 제거하는데 성공하면 필요한 경우 구조호흡이나 심폐소생법을 실시한다. 환자가 저절로 호흡을 하게 되더라도 의사에게 보여야 한다.

이물질이 부분적으로 이동하여 기도가 부분적으로 개방된 경우에는 느리고 부드럽게 구조호흡을 실시하면 환자의 생명을 유지할 수 있다.

의식이 있다가 의식을 잃은 환자

기도가 막힌 환자가 의식을 잃게 되면 다음 순서에 따라 처치한다.

- 도움을 요청한다.
- 기도를 개방한다(호흡 유 · 무 조사)
- 구조호흡을 한다. 이것이 불가능하면,
  - 응급의료서비스 기관에 연락한다.
  - 복부 밀쳐 올리기를 실시한다.
  - 손가락으로 꺼내기를 한다(의치를 제거할 필요가 있는 경우도 있다).
- 손가락으로 꺼내기를 해도 효과가 없으면 장애물이 제거될 때까지 다음 처치를 순서대로 반복한다.

- 구조호흡(입으로 불어넣기)
- 복부 밀쳐 올리기
- 손가락으로 꺼내기

의식이 없는 환자

환자가 의식을 잃은 채 발견되고 그 원인을 알 수 없으면 즉시 다음 처치를 실시한다.

- 의식 상실의 원인 찾기
- 구조요청
- 기도개방(호흡조사)
- 구조호흡, 이것이 불가능하면
  - 응급의료서비스 기관에 연락한다.
  - 복부 밀쳐 올리기를 실시한다.
  - 손가락으로 꺼내기를 한다.
- 손가락으로 꺼내기를 해도 효과가 없으면 이물이 제거될 때까지 다음을 순서대로 반복한다.
  - 구조호흡(입으로 불어넣기)
  - 복부 밀쳐 올리기
  - 손가락으로 꺼내기

6. 영아의 기도폐쇄

영아 기도의 이물을 제거할 때에는 처치원이 자기 팔뚝위에 아이를 엎어서 올려놓는다. 이 때 머리가 몸통보다 낮게 되도록 한다. 손으로는 가슴과 머리를 받치고, 엄지손가락과 집게손가락은 각각 아랫턱 양쪽에 댄다. 아이를 처치원의 무릎(또는 다른 물체) 위에 머리가 가슴보다 낮게 하여 엎어 놓고 네 번 빠르게 등을 두드린다.

영아의 기도가 부분적으로 막혀 있고, 바로 선 자세에서 숨을 쉴 수 있으면 머리를 아래로 하는 자세는 하지 않는다.

등 두드리기를 한 후 아이를 바로 눕히기 위하여 다른 손을 아이의 머리와 등에 대고 몸통을 받친다. 두 팔 사이에 아이를 끼워 잡은 다음 얼굴이 위로 오도록 돌린다. 이 때 머리가 낮게 있도록 한다(처치원의 넓적다리를 약간 들고 그 위에 팔을 놓으면 이 동작을 하기가 편하다).

가슴 압박을 하기 위하여 두 개의 손가락 끝을 아이의 두 젖꼭지 사이의 흉골 중앙에서 손가락 하나 폭만큼 아래에 댄다.

두 손가락으로 흉골을 약 2.5cm 정도로 5회 압박한다.

영아의 경우에는 입속의 이물질이 보일경우에 한하여 손가락으로 꺼내기를 한다. 그러나 세심한 주의가 필요하다. 구조자의 손가락이 크고 아이의 입이 작으므로 이물질을 더 깊이 밀어 넣게 될 위험이 크다. 따라서 새끼손가락을 이용해야 하며, 이물질을 더 속으로 넣게 될 위험이 아주 높으면 목구멍에 손가락을 넣는 것을 피하고 다른 조치를 한다.

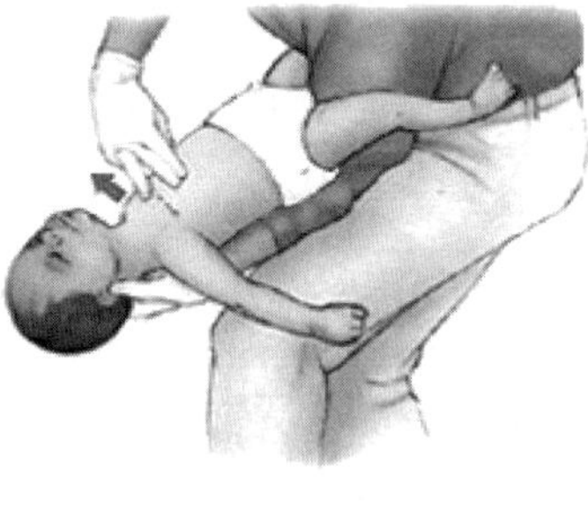

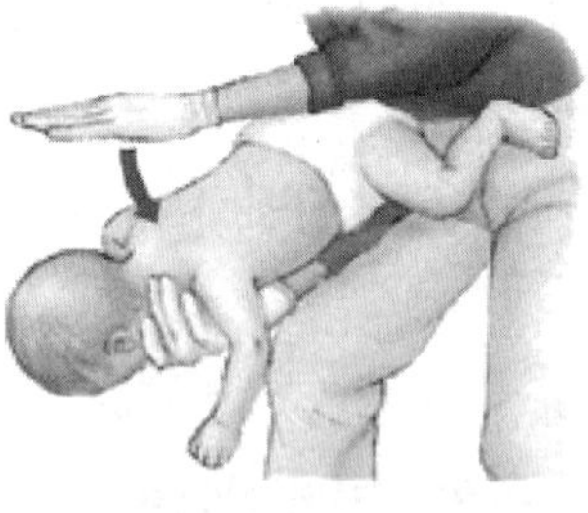

Chapter 5
심장발작

1. 심장발작의 원인

관상동맥이 좁아지거나 막히면 관상동맥으로부터 산소와 영양을 공급받던 심근에 산소부족으로 나타나는 현상이다.

콜레스테롤이나 다른 물질이 관상동맥에 서서히 쌓이게 되면 혈관이 점점 좁아져 관상동맥경화증이 되며 심장발작이 일어난다.

2. 심장발작의 증상

1) 흉통

심장발작의 가장 두드러진 증상은 계속되는 가슴의 통증 또는 불편 함이다.

환자는 통증에 대해 참을 수 없는 압박, 쥐어짜는 듯한, 조이는 듯한, 아프다가 오그라드는 듯한, 또는 가슴에 무거운 느낌이 있다고 표현을 한다.

2) 호흡곤란과 맥박의 변화

환자는 심장에 더 많은 산소를 보내기 위해 숨을 가쁘게 쉰다.
맥박은 빠르거나 늦어지고 불규칙한 맥박(부정맥)도 나타난다.

3) 피부색

환자의 피부는 창백하거나 푸른기가 돌며 얼굴은 끈적거리거나 심하게 땀을 흘리는 증상이 나타나면 곧 바로 조치를 취하는 것이 중요하다.

4) 심장발작의 응급처치

심장발작의 응급처치에서 가장 중요한 것은 심장발작의 증상을 곧바로 인지하는 것이다. 심장발작으로 죽는 환자는 대부분 첫 발작 증세가 나타난 후 한 두 시간 안에 죽는다. 그러므로 첫 번째로 환자를 안정시키고 편안히 쉬도록 하여 심장의 부담을 줄인다. 흔히 심장발작이 있는 환자는 앉아서 숨쉬는 것을 편안해 한다.

두 번째로 동행한 사람이나 환자에게 처치에 도움이 될만한 여러 가지를 질문한다. 부상자가 계속해서 아프다고 하면 다음 몇 가지를 물어 본다.

- 언제 통증이 시작되었는가?
- 무엇을 하다가 통증을 느꼈는가?
- 어떻게 하면 통증이 덜 해지겠는가?
- 통증은 어떤 느낌인가?
- 어느 부분의 증세가 가장 심한가? 등을 물어본다.

세 번째로 환자에게 이전부터 심장병이 있는지를 물어보아 그런 병력이 있는 부상자라면 미리 처방으로 받은 약을 가지고 있는 경우가 많다. 이 약을 처방하면 심근이 혈액 순환을 쉽게 만들어 통증이 사라진다.

심장발작 부상자를 돌볼 때는 냉정하고 확신에 찬 태도를 보이면서 부상자의 생체징후에 어떤 변화가 있는지 면밀히 살펴보아야 한다.

3. 심장정지의 원인

가장 큰 원인은 심근경색 등 허혈성 심혈관질환이다.

물에 빠지거나 질식 또는 약물과용 때문에 호흡이 멎으면서 잇달아 심장정지를 일으킬 수 있습니다. 심한 흉부 손상이나 심한 출혈로 심장정지가 되기도 한다.

전기충격은 심장 자체의 전기적인 활동에 장애를 가져와 심장을 멈추게 할 수 있다. 뇌졸중과 대뇌손상이 원인이 되기도 한다.

1) 심장정지의 증상

의식을 잃고 호흡을 하지 않는다.

동공이 크게 보인다.

피부는 차고 창백하며 잿빛으로 청색증이 뚜렷하다.

2) 심장정지의 응급처치

임상에서 숨도 쉬지 않고 맥박도 없는 상태의 부상자는 사망으로 간주한다. 그러나 대뇌세포를 비롯한 다른 세포는 혈액 속의 산소를 완전히 공급받지 못하여도 짧은 시간 살아 있다. 그래서 이런 부상자에게는 심폐소생술이 필요하다.

4. 심폐소생술이란

심폐소생술이란 갑작스런 심장마비이거나 사고로 인해 폐와 심장의 활동이 멈추게 되는 때에 필요한 기본적인 생명연장 차원의 꼭 필요한 기술이다. 보통 심폐소생술은 의사나 간호사 혹은 특별하게 훈련받은 전문요원들이나 할 수 있다고 생각하기 쉬운데 기본적인 심폐소생술은 조금만 배우고 익히면 의학지식이 많지 않은 일반인도 응급상황에서 심폐소생술을 하여 전문의료진이 도착할 때까지 생명을 연장시키는데 커다란 도움을 줄 수 있다.

5. 심폐소생술의 목적

심폐소생술의 주된 목적은 우리 몸에 가장 기본이 되는 장기인 심장, 뇌, 그리고 그 외의 장기에 산소를 공급하는 데 있다. 이때 가장 중요하게 기억해야 할 것이 시행하는 속도이며 이것이 또한 심폐소생술의 성공여부를 결정하는 중대한 열쇠이다.

심장마비가 일어난 후 에도 우리 몸속의 폐와 혈관 내에는 6분 정도까지는 생명을 유지시킬 수 있는 산소의 여분이 있다. 만약 숨이 먼저 그쳐도 수 분 동안은 심장이 뛰게 되어 폐 속의 산소는 계속 이용되게 된다. 그러나 심장이 멈추게 되면 폐와 혈관 속의 여분의 산소가 더 이상 순환될 수가 없으므로 이때 심폐소생술이 그 위력을 발휘할 수 있다.

심장과 폐가 멎고 나서 즉시 4분 이내에 심폐소생술이 시행되면 거의 대부분에서 완전소생의 기회가 높지만 4~6분 이상 혈액순환이 안되면 뇌에 손상이 올 가능성이 크다. 6분 이상 이러한 상태가 계속되면 거의 전부 에서 뇌의 기능이 완전히 정지되고 생명을 잃게 된다.

이러한 이유에서 유사시에는 무엇보다도 중요한 것이 바로 심폐소생술을 해야 하는지의 여부를 파악해야 하고 필요한 경우로 판단되면 즉시 올바른 심폐소생술을 실시하여 환자를 소생시키거나 혹은 전문 의료진이 도착할 때까지 생명을 연장시켜야 한다.

6. 심폐소생술의 방법

1) 성인/어린이일 경우의 심폐소생술

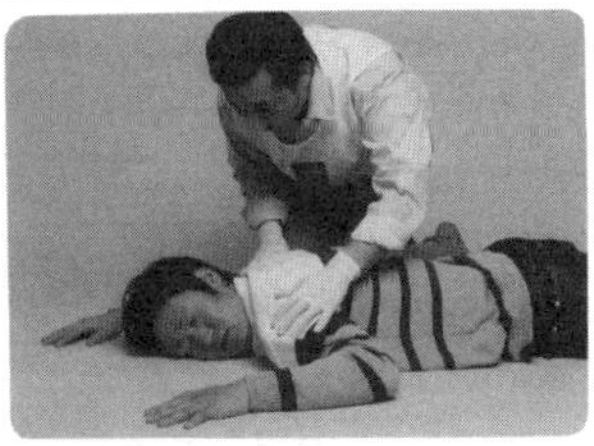	1. 현장조사/연락/의식유무 확인 1) 현장이 안전한가 조사한다 2) 주변에 도움을 요청한다. 3) 환자의 의식 확인 (어깨를 가볍게 두드리며 큰소리로 "괜찮습니까?" 하고 물어본다) - 환자의 얼굴부위로 최대한 가깝게 붙인다
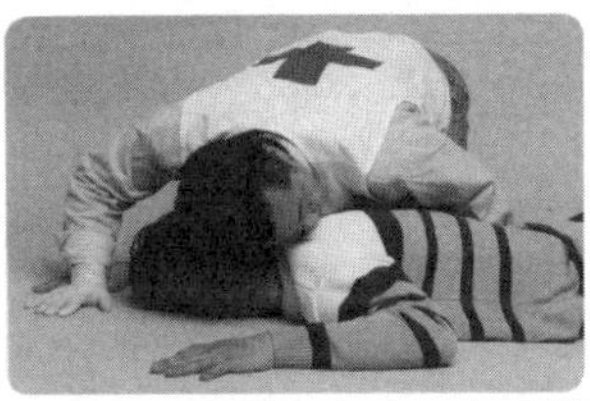	2. 1차 호흡확인 1) 환자의 자세는 그대로 하고 처치자가 환자의 얼굴에 최대한 가깝게 붙인다. 2) 한손은 바닥에 붙이고, 눈은 가슴을 보고, 귀로 듣고, 숨결을 느낀다(10초간 실시)
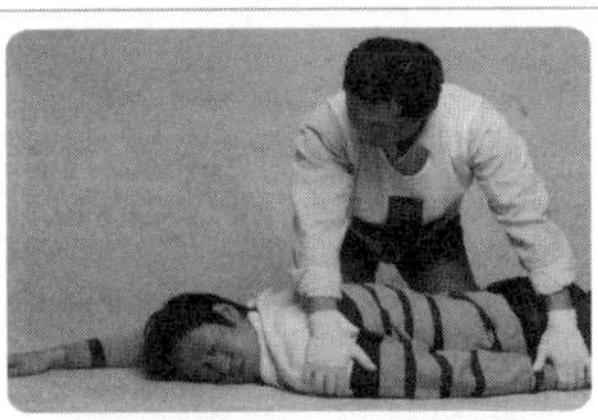	3. 환자의 자세교정 1) 환자의 팔다리를 정리한다. 2) 넘길때 목부분을 잡을 것 3) 넘긴 후 팔다리 재 정리할 것 4) 자세교정은 신속하게 10초 이내에 마칠 것
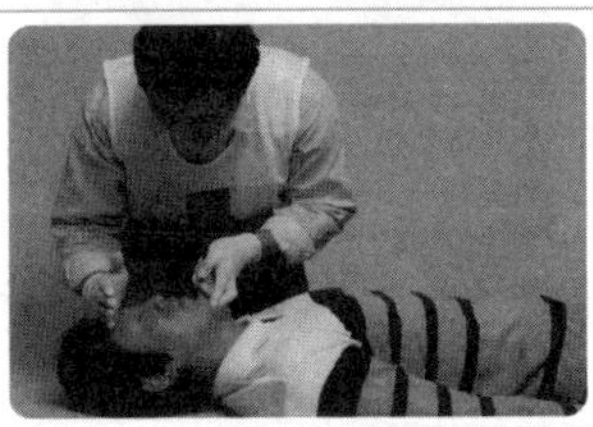	4. 기도개방 1) 환자의 눈썹위에 한손을 얹고 머리를 뒤로 젖힌다. 2) 다른 한손을 턱을 가볍게 받친다. 3) 성인 90도, 어린이 45도

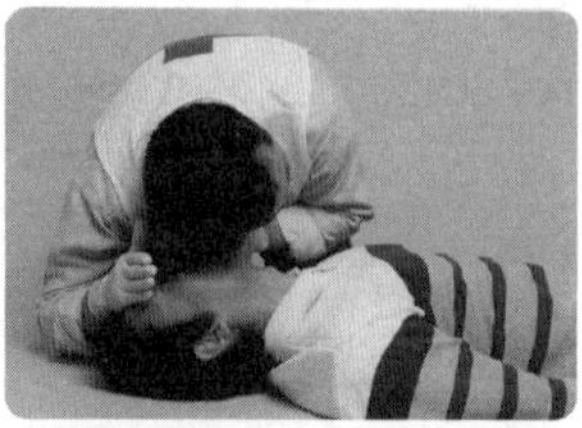

5. 2차 호흡확인

1) 기도개방상태에서 눈은 가슴을 보고, 귀로 듣고, 숨결을 느낀다(10초간 실시)

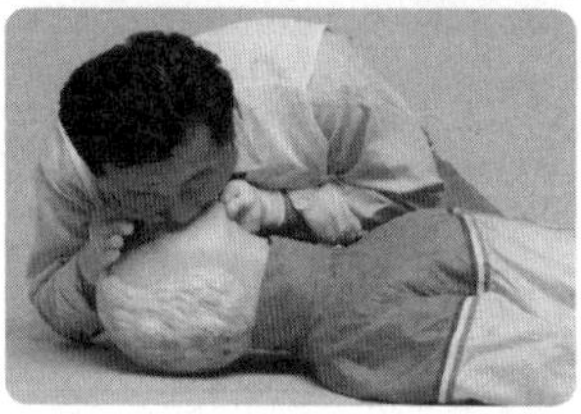

6. 두 번 충분히 불어넣기

1) 기도개방을 유지하고 이마에 얹은 손의 엄지와 검지손가락으로 코를 막는다.(2초/1회)
2) 세게 불거나 빨리 불지 않는다(위팽창)

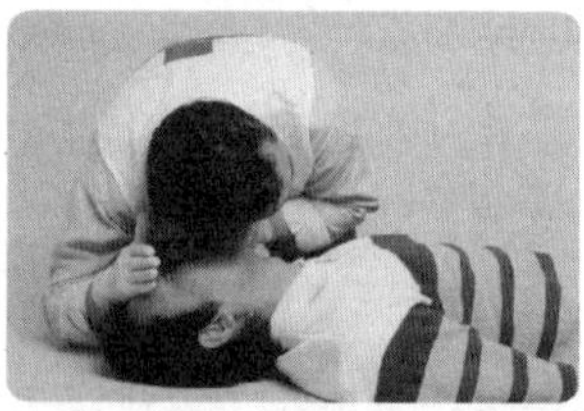

7. 맥박 확인

1) 턱 밑의 손을 목의 경동맥으로 가져가서 10초간 호흡 및 맥박을 확인한다.(가슴 확인)
2) 맥박이 있으면 구조호흡 실시
3) 맥박이 없으면 심폐소생술 실시

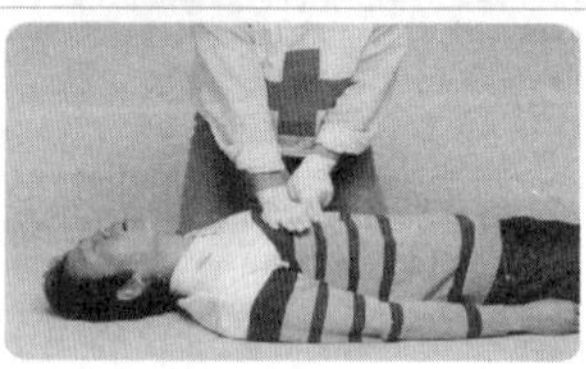

8. 30회 가슴압박

1) 1분당 100회의 속도로 젖꼭지 사이 가슴중앙을 누른다.

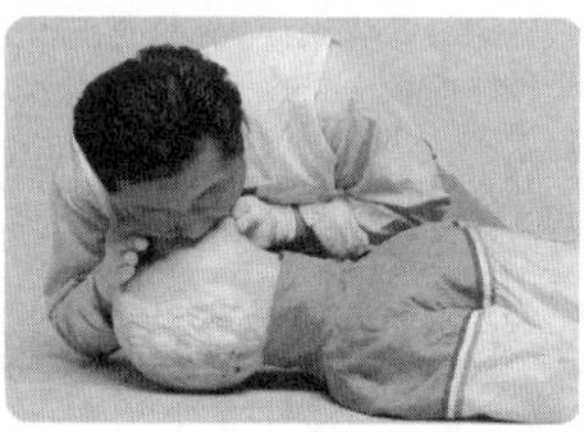

9. 두 번 충분히 불어넣기

1) 기도를 개방한다.
2) 두 번 충분히 불어넣기를 매회 1초간 실시한다.
3) 불어넣는 사이에 처치원 자신의 호흡을 한다.
4) 처치원의 귀를 환자의 코에 대고 환자가슴의 오르내림을 지켜본다.

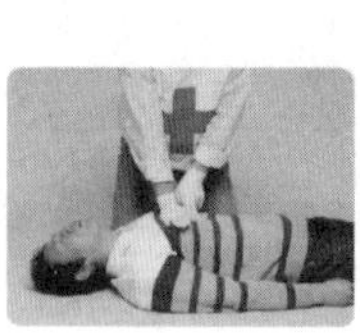

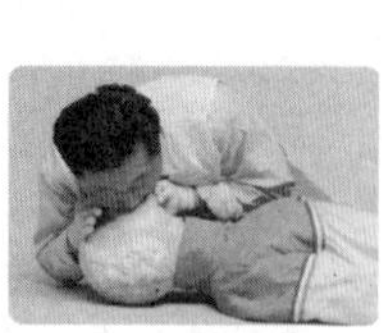

10. 가슴압박과 호흡의 반복

1) 30회 가슴압박과 두 번 불어넣기를 2분동안 5주기를 반복하여 실시한다.

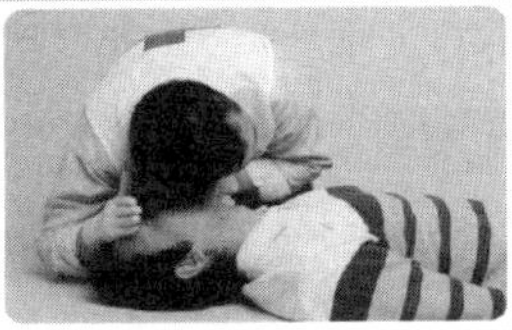	11. 맥박 재확인 1) 기도를 개방하고 경동맥을 찾아 10초간 호흡과 맥박을 재확인한다.
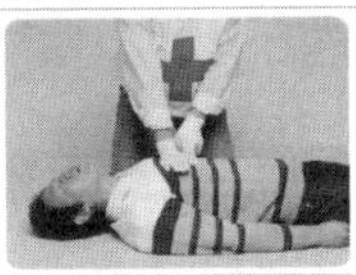 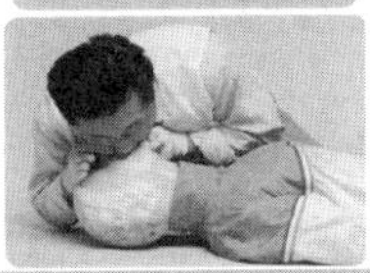	12. 가슴압박과 불어넣기 주기 실시 1) 손은 정확한 위치에 둔다. 30회 가슴압박과 두 번 불어넣기의 주기를 반복한다. 2) 매 2분마다 호흡과 맥박을 10초간 재확인한다.

2) 영아 구조호흡 실시요령

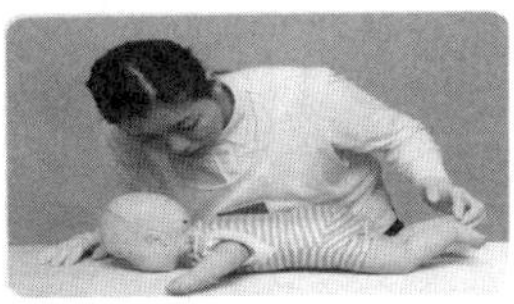	1. 현장조사/연락/의식유무확인 1) 현장이 안전한가 조사한다. 2) 119나 응급의료기관에 전화하도록 한다. 3) 발바닥을 간질이거나 가볍게 꼬집어본다
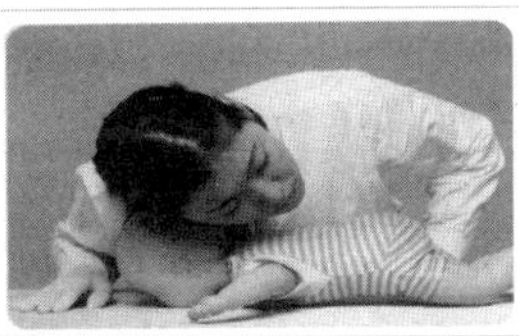	2. 1차호흡확인 1) 영아의 얼굴 가까이 대고 10초간 호흡을 확인한다.
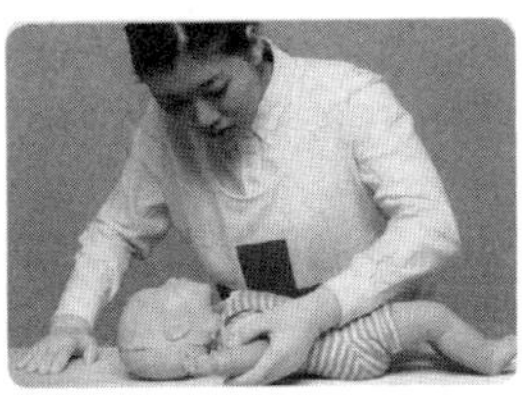	3. 영아의 자세교정 1) 필요하면 영아를 돌려서 바로 눕힌다. 영아를 보면서 서거나 무릎을 꿇고 앉는다. 2) 영아의 두 다리를 펴고 처치원 가까이 있는 영아의 팔을 영아의 머리 위로 뻗쳐놓는다 3) 몸을 숙여 한 손은 영아의 어깨를 다른 손은 엉덩이를 잡는다. 4) 영아를 처치원 쪽으로 한번에 돌려 눕히는데 이때 어깨에 얹었던 손으로 머리와 목뒤를 받친다. 처치원 쪽에 있는 영아의 팔을 영아의 옆구리와 나란히 놓는다.

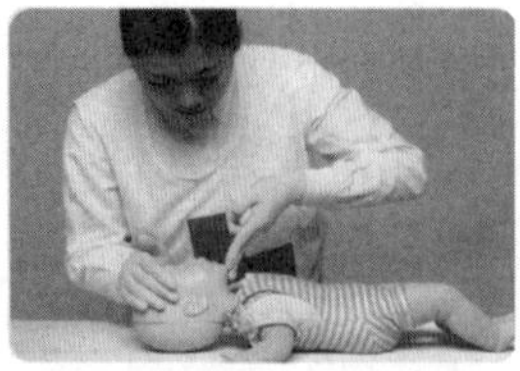

4. 기도개방(머리뒤로 젖히기/ 턱 끌어올리기)

1) 환자의 머리 쪽에 있는 처치원의 손을 환자의 이마위에 얹고 머리를 뒤로 젖힌다.
2) 다른 손의 손가락을 환자의 아래턱뼈 밑에 대고 턱을 앞으로 살며시 끌어올려 기도를 열어준다

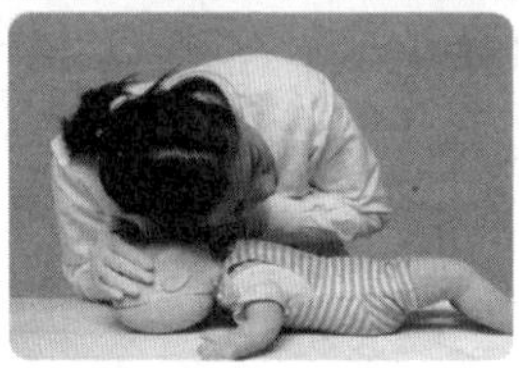

5. 2차 호흡확인

1) 기도개방을 유지한 채 환자의 입과 코 가까이 귀를 대고 환자의 가슴이 오르내리는지 살펴보고, 10초간 호흡을 확인한다.

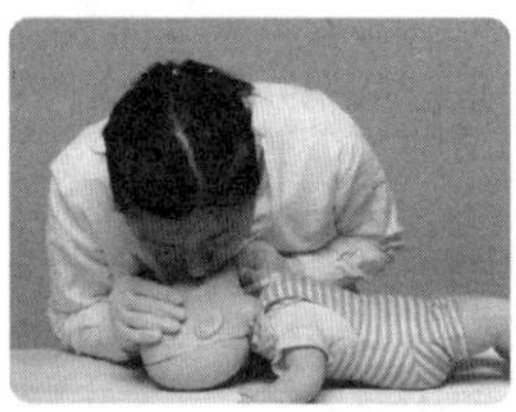

6. 두 번 천천히 불어넣기

1) 기도개방을 유지한 상태에서 영아의 입과 코를 통하여 천천히 공기를 불어 넣는다.
2) 두 번 천천히 불어넣기를 매회 1.5초간 실시한다.
3) 불어넣는 사이에 처치원 자신의 호흡을 한다.
4) 처치원의 귀를 환자의 코에 대고 환자 가슴의 오르내림을 지켜본다.
5) 공기가 나감을 보고, 듣고, 느낀다.

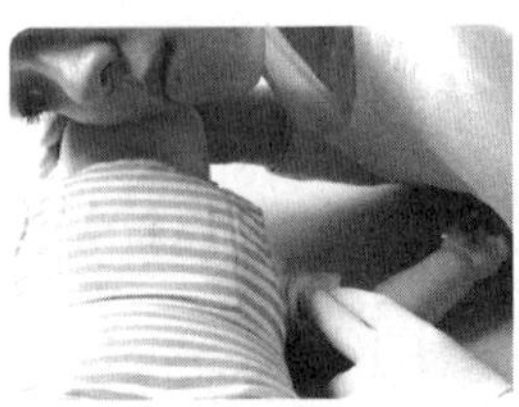

7. 맥박확인

1) 한 손을 이마에 얹고 머리뒤로 젖히기를 유지한다.
2) 다른 손의 엄지를 처치원쪽에 있는 영아의 상박 바깥쪽 중간쯤 대고 검지와 중지로 안쪽을 가볍게 누른다.
3) 10초간 호흡과 상박동맥을 찾아 맥박을 확인한다.

* 영아들은 목이 짧고 통통하기 때문에 경동맥을 감지하기 어려우므로 상박동맥에서 확인한다.

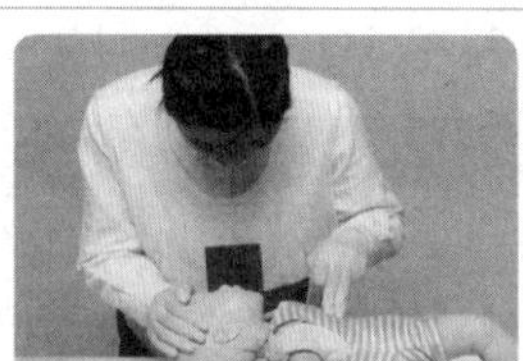

8. 가슴압박 30회

1) 젖꼭지 사이에 가상선을 긋고 가상선 바로 밑에 두손가락을 대어 분당 100회 속도로 가슴 중앙(흉골)을 약 2.5cm정도 누른다.

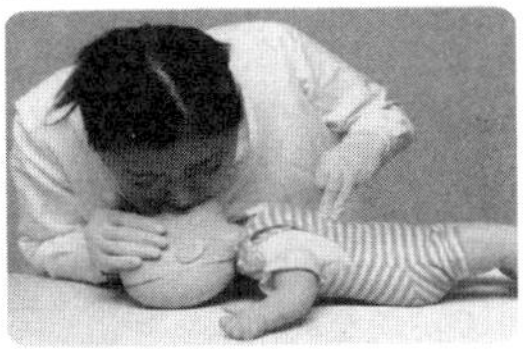	**9. 두 번 천천히 불어넣기** 1) 압박을 멈추고 손가락은 그 자리에 둔다. 입을 크게 벌려 영아의 입과 코 주위에 처치원의 입술을 밀착시킨다. 두 번 천천히 불어넣기를 실시한다.
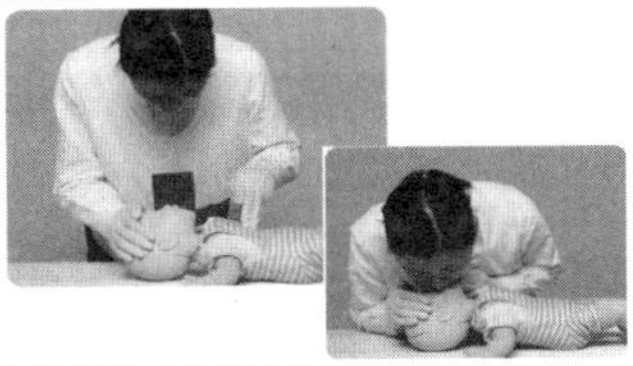	**10. 가슴압박과 호흡의 반복** 1) 이마에 얹은 손으로 머리 뒤로 젖히기를 유지한다. 30회 가슴압박과 두 번 불어넣기를 2분간 5주기 실시한다.
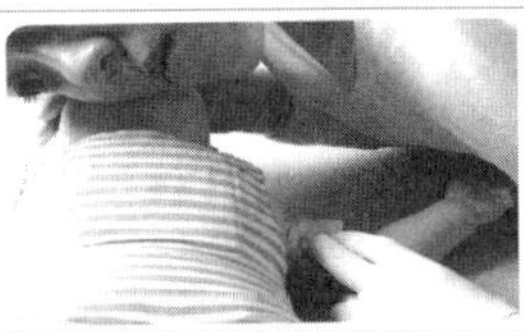	**11. 맥박재확인** 1) 기도를 유지한다. 2) 상박동맥을 찾아 10초간 호흡과 맥박을 재확인한다.
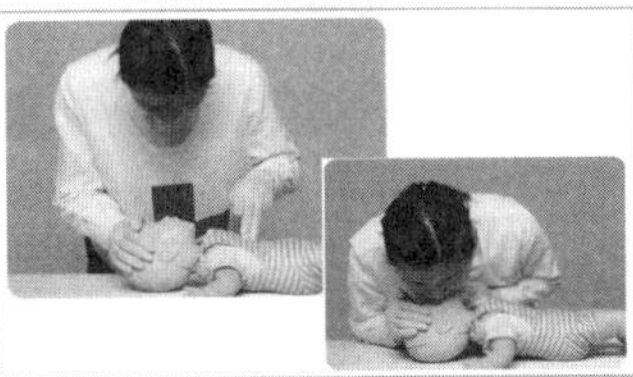	**12. 가슴압박과 불어넣기의 주기 실시** 1) 30회 가슴압박과 두 번 불어넣기의 순서를 반복한다. 2) 호흡과 맥박을 매 2분마다 재 확인한다.

대상별 CPR

	나이	기도개방	맥박확인	불어넣기		
				흉부압박/호흡	주기/분	압박깊이
성 인	8세이상	90도	경동맥			5cn
어린이	1세-8세 미만	45도	경동맥	30/2	5/2	3.8cm
영 아	1세 미만	15도	상박동맥			2.5cm

심폐소생술을 중지하는 경우

- 부상자가 맥박이 돌아왔을 경우

- 심폐소생술을 훈련받은 다른 응급처치원에게 인계하는 경우
- 응급처치원이 너무 지쳐서 도저히 더 계속할 수 없는 경우
- 구급대원이 도착하여 인계할 경우
- 현장 상황이 갑자기 위험하게 되었을 경우

올바른 압박점 찾기

가. 성인/어린이 : 환자의 다리 쪽에 있는 손의 검지와 중지를 사용하여 늑골의 변연부를 더듬어 올라온다. 중지가 검상돌기에 위치하도록 하고 검지 옆에 반대쪽 손꿈치를 포개지지 않도록 놓는다.

나. 영아 : 엄지와 검지를 양 유두 위에 올려 놓고, 흉골의 가운데 부분의 엄지와 검지를 모은 다음, 그 밑에 중지와 약지를 올려놓고 엄지와 검지는 흉골에서 뗀다. 중지와 약지를 이용하여 압박한다.

올바른 압박법

가. 손이나 팔의 힘으로 누르지 않고 골반을 축으로 어깨에 체중을 실어 누른다.

나. 누른 만큼 되돌리는 것을 잊지 않는다.

다. 규칙적으로 누른다.

라. 손가락이 늑골에 닿지 않도록 주의한다

마. 수직으로 누른다.

Chapter 6
상 처

1. 상처의 정의

신체의 조직이 손상된 상태로써, 주로 피부 및 점막이 손상된 것을 말한다.

2. 상처의 원인 및 형태

창상은 원인 및 형태에 따라서 다음 네 가지로 구분한다.

1) 찰과상(긁힌 상처)

피부나 점막이 심하게 마찰되는가 또는 몹시 긁힘으로써 생긴 상처다. 이 상처는 출혈은 심하지 않으나 감염되기 쉽다.

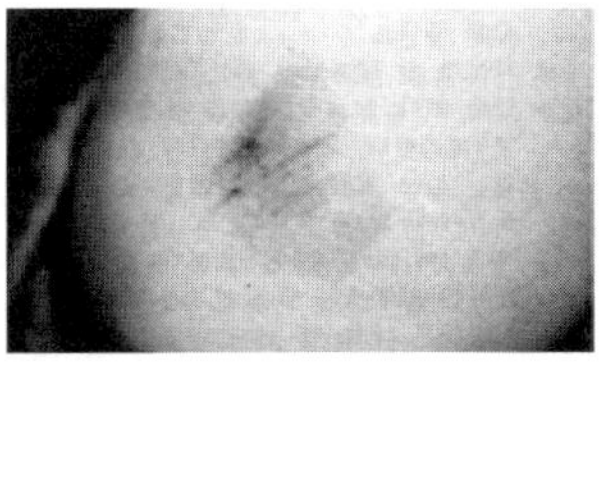

2) 절창(베인 상처)

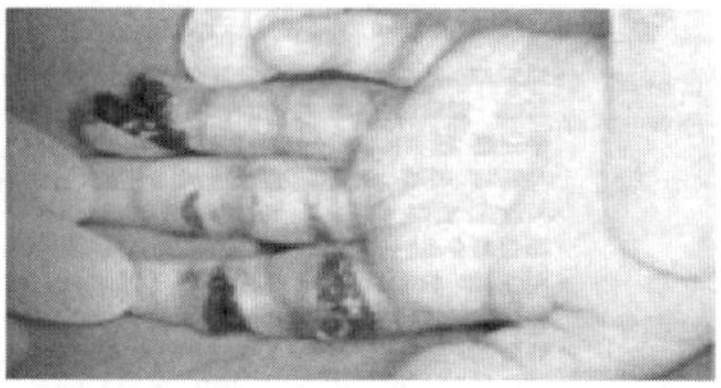

칼, 면도날 또는 유리 조각과 같은 날카로운 물체에 의하여 베어진 창상이다. 이 상처는 잘 감염되지 않으나 대부분 출혈이 심하다.

3) 열창(짓눌린 상처)

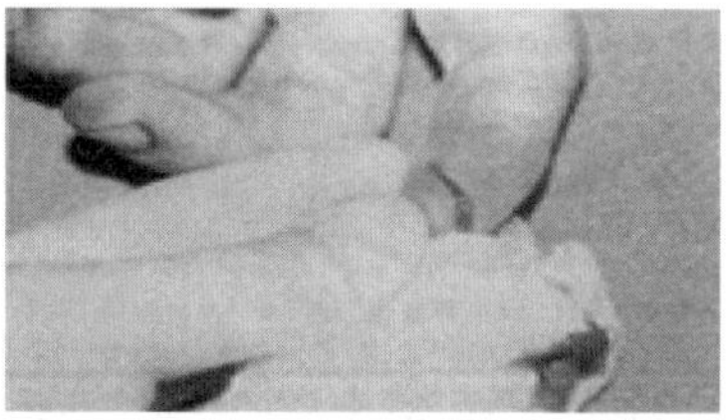

둔한 물건에 타박 또는 압박되어 혹은 면에 부딪혔을 때 생기는 창상이다. 이 창상은 흔히 조직의 파괴를 초래하며 출혈이 작은 관계로 혈액에 의해 병균이나 더러운 물질을 씻어내지 못하여 감염의 위험성이 크다.

4) 자창(찔린 상처)

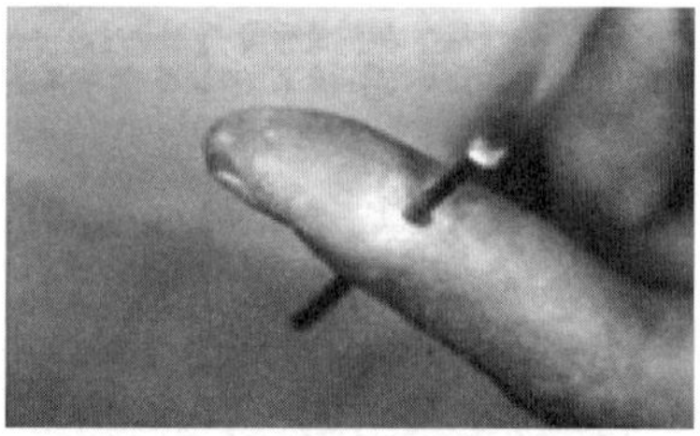

못, 바늘, 철사 혹은 총알 등에 찔리거나, 조직이 뚫고 나간 창상이다. 이 창상은 그 부위가 좁고 깊어 소독하기 곤란하다. 출혈은 많지 않아도 감염의 위험성이 크다.

3. 상처의 위험성

1) 감염

상처에 병균이 침입하여 번식하는 것을 감염이라고 한다. 창상은 크고 작고를 불구하고 감염의 위험성이 있다.

해야 할 일

1. 상처를 만지기 전 의료용 장갑을 끼고 감염되지 않게 조심한다. 의료용 장갑이 없으면 거즈를 여러 겹 사용하거나, 비닐, 랩, 비닐봉지 등 방수가 되는 것을 사용한다.
   또한 부상자 스스로 상처 부위를 누르게 할 수 있는데 다른 방법이 없을 경우에만 맨손으로 처치한다.
2. 상처를 보기 위해 옷을 벗기거나 잘라 제거한 후 피가 나는 곳을 확인한다.
3. 직접압박을 통해 지혈하거나 최후의 수단으로 지혈대를 사용한다.

상처세척

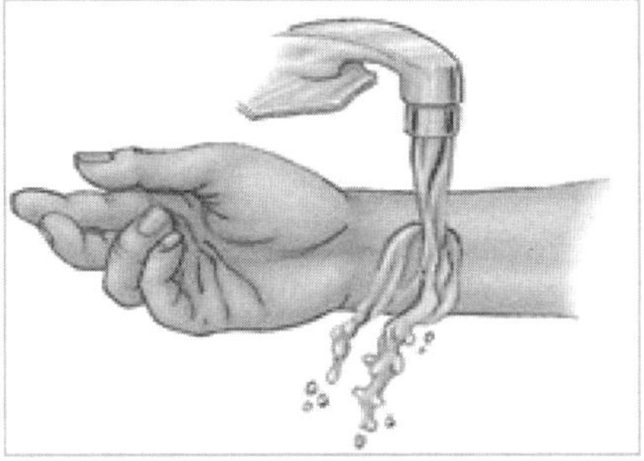

흐르는 물로 상처를 씻는다.

상처는 반드시 세척해서 감염을 예방한다. 상처 세척으로 다시 출혈이 시작될 수도 있으나 반드시 실시해야 하는 절차이다. 출혈이 심하면 확실히 멈출 때까지 압박붕대를 메어둔다.

1. 비눗물로 손을 잘 씻고 가능하면 의료용 장갑을 낀다.
2. 상처를 씻는다.
   - 가벼운 상처의 경우(예 : 열상, 절상) - 깨끗한 물로 씻는다.
   - 마실 수 있는 깨끗한 물로 상처를 세척한다. 그릇에 담겨있는 물보다는 흘러내리는 물로 직접 상처 부위를 대고 세척해야 한다. 주사기로

뿜는 정도는 충분한 압력이 못된다.

감염 가능성이 높은 상처(동물에게 물린 상처이거나 매우 더럽고 너덜너덜한 상처 혹은 찔린 상처)일 때는 병원에 가서 상처 세척을 한다. 병원에 한 시간 내에 갈 수 없는 경우에는 가능한 상처를 깨끗이 세척한 후 이송한다.

3. 세척으로 제거되지 않는 이물은 핀셋으로 제거한다. 더러운 찰과상이거나 그 밖의 깨끗하게 세척되지 않은 상처는 흉이 남을 수도 있다.

주의 : 하지 말아야 할 일

크거나 불결하고 혹은 생명에 지장을 주는 상처는 세척하지 말고 병원으로 가도록 한다.

상처를 소독솔로 세척한다. 그러나 상처를 문지르면 조직이 상할 수도 있다.

4. 가능한 달라붙지 않는 소독거즈로 드레싱을 한다. 드레싱은 항상 깨끗하고 건조하게 보관한다. 팔이나 다리에 드레싱을 할 경우 감는 접착 붕대나 반창고를 사용하여 움직이지 않게 하고 그 외 신체부위에는 드레싱의 네 면을 반창고로 붙인다. 간단한 상처인 경우에는 항생 연고를 발라도 된다.
5. 드레싱은 매일 한 번 갈아주고 젖거나 더러워지면 자주 갈아주도록 한다.

주의 : 하지 말아야 할 일

- 요오드 농도가 진한 약품(베타딘10%)이나 70% 알코올로 씻지 않는다. 이러한 약품은 병균뿐 만 아니라 신체 세포까지 죽인다. 또한 사람에 따라 요도드 알레르기 반응을 보이는 사람도 있다.
- 과산화수소는 사용하지 않는다. 병균을 죽이지 않고 오히려 모세혈관

의 혈류와 상처치유를 방해한다.

- 봉합이 필요한 상처나 자상에는 항생연고를 사용하지 않는다. 상처의 분비물의 배출을 막을 수 있기 때문이다. 찰과상이나 깊지 않은 상처에만 항생연고를 바른다.
- 상처를 세척하려고 물에 상처 부위를 담그지 않도록 한다.
- 상처에는 나비 모양 반창고나 접착 밴드를 직접 덮지 말아라. 병균이 상처 부위에 묻어 감염이 될 가능성이 커진다. 손이나 발의 상처는 부상을 입은지 6~8시간 내에는 봉합이 가능하다. 머리나 몸통에 난 상처는 부상 후 길게는 24시간까지 봉합이 가능하다. 경우에 따라 3일 내지 5일까지도 봉합이 가능한 상처가 있다.
- 상처나 드레싱에 대고 입으로 바람을 불지 않는다.

상처보호

봉합이 필요하지 않은 작은 상처는 항생연고을 얇게 바른다. 항생연고는 병균을 많이 죽일 수 있으며, 알레르기 반응이 거의 없다.

상처를 덮을 때는 소독 드레싱을 사용한다. 반창고로 상처를 직접 덮어서는 안된다. 상처를 그대로 두거나 드레싱을 하였을 때보다 세균 감염 기회가 많아지기 때문이다. 드레싱과 붕대는 응급처치에 사용되는 물품이다. 드레싱은 상처에 대서 지혈을 하고 오염을 막는다. 붕대는 드레싱을 그 자리에 고정시켜주는 역활을 한다. 드레싱을 바꾸려다가 딱지가 떨어지면 상처가 아무는 속도가 느려지고 감염의 위험성이 커진다. 드레싱을 뗄 경우 따뜻한 물러 딱지를 부드럽게 하면 쉽게 뗄 수 있다.

상처감염

모든 상처는 감염의 우려가 있다. 일단 감염이 되면 상처가 더 커질 수 있으므로 예방만이 최선의 방법이다. 상처는 반드시 앞에 설명한 과정에 따라 세척해야한다.

상처 부위가 감염된 것을 반결하고 치료하는 것이 중요하다. 감염된 상처는 부어 오르고 빨갛게 변하며, 욱신욱신 쑤시고 고름이 나기도 하며, 열이 나고 임파선이 붓기도 한다. 심지어 상처 부위에서 심장쪽으로 붉은 줄이 생기기도 한다. 이것은 감염이 퍼져서 사망할 수 있는 심각한 징후이다. 따라서 상처가 감염되었는지를 알고 처치 방법을 익혀두는 것이 중요하다.

오한과 고열이 있으면 감염이 순환기에까지 미인 것 (폐혈증)이다. 이 경우 즉시 병원에 가야한다.

● 파상풍

파상풍균 자체만으로는 파상풍을 일으키지 않는다. 파상풍은 자상과 같이 산소가 없는 상처로 파상풍균이 들어가면 강력한 독성을 지닌 독소를 만들어 낸다. 이러한 독소는 신경계를 통해 뇌와 척추로 이동하여 일부 근육, 특히 턱의 근육을 수축시킨다. 일단 신경계에 독소가 침입하면 이를 막을 해독제는 없다.

파상풍은 예방주사로 완전하게 막을 수 있다. 그러므로 이 독소를 막을 수 있는 면역 체계를 갖기 위해서는 누구나 어릴때 부터 기본 예방주사를 맞아야 한다. 그 후 5~10년마다 추가접종을 하면 충분히 면역 체계를 유지 할 수 있다.

파상풍 추가접종이 필요한 사람은 다음과 같다.

- 파상풍 예방접종을 전혀 하지 않은 사람으로 상처를 입었을 경우, 예방접종과 추가접종을 즉시 해야 한다.
- 과거에 예방접종을 하였으나 지난 10년간 추가접종을 하지 않은 경우
- 상처가 불결하고 추가접종을 한 지 5년이 넘은 사람
- 파상풍 예방주사는 상처를 입은 지 72시간 이내에 맞아야 효과가 있다.
- 파상풍 유발 창상인 경우(오염 및 조직이 많이 상한 창상)에는 추가접종뿐만 아니라 파상풍 항체 주사를 맞아야 되는 경우가 있다.

2) 출혈

창상에 의해 심한 출혈을 하게 되면 생명을 위협받게 된다. 체중 50~60kg인 사람은 4,000~5,000cc의 피를 가지고 있는데 1,000cc(20%)의 피를 흘리게 되면 생명이 위험해지고 1,500cc(30%)의 피를 흘리게 되면 생명을 잃게 된다.

4. 응급처치

1) 출혈이 심하지 않은 경우

- 출혈이 심하지 않은 상처에 대한 처치는 병균의 침입을 막아 감염을 예방하는 것이다.
- 상처를 손이나 깨끗하지 않은 헝겊으로 함부로 건드리지 말고, 엉키어 뭉친 핏덩어리를 떼어내지 말아야 한다.
- 흙이나 더러운 것이 묻었을 때는 깨끗한 물로 상처를 씻어 준다.
- 소독된 거어즈를 상처에 대고 드레싱을 한다.
- 의사의 치료를 받게 한다.

2) 출혈이 심한 경우

- 출혈이 심하면 즉시 지혈을 하고 출혈 부위를 높게 하여 안정되게 눕힌다.
- 출혈이 멎기 전에는 음료를 주지 않는다. 수술 받게 될지도 모르기 때문이다.
- 지혈방법은 직접압박, 지압점 압박, 지혈대 사용 등의 방법이 있다.

5. 지혈방법

1) 직접압박

- 거어즈나 기타 깨끗한 헝겊을 두텁게 접어 상처 위에 대고 직접 누르고, 붕대로 단단히 감아준다.
- 경우에 따라서는 아무 헝겊이라도 접어 상처에 댈 부분을 간이 소독한 후 직접 압박한다.

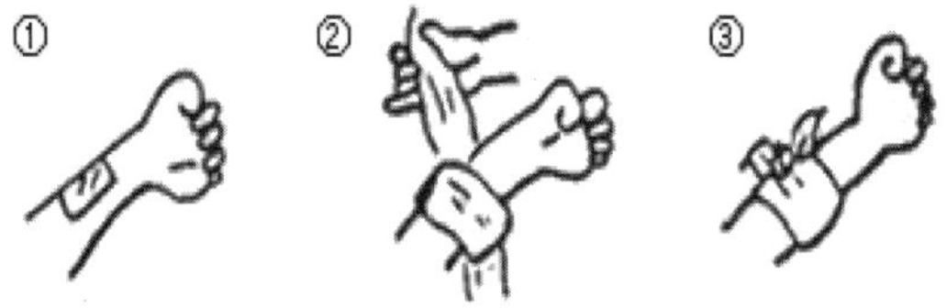

2) 지압점 압박

- 동맥에 손상이 있으면 상처로부터 많은 피가 내뿜듯이 나온다. 이때 직접압박으로 지혈이 되지 않을 경우 지압점 압박을 병행한다.
- 지압점 압박은 손상된 곳과 심장사이에서 동맥이 뼈 가까이 지나는 곳의 동맥을 뼈에 압박함으로써 혈류를 막을 수 있는 방법인데 이러한 곳을 지압점 이라고 한다.
- 지압점 압박은 언제나 직접압박과 동시에 한다.

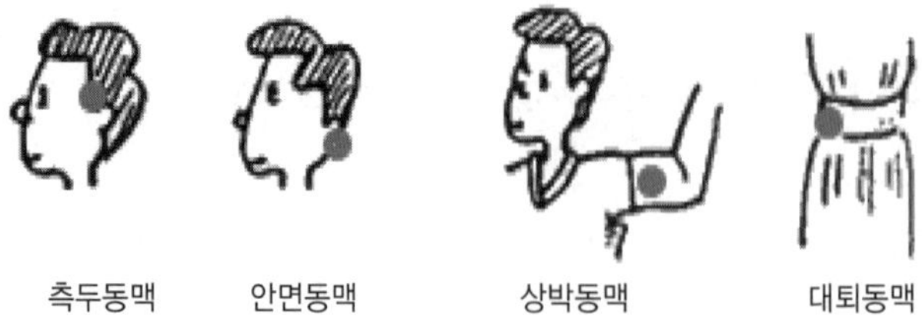

여러 가지 지압점

3) 지혈대 사용

팔이나 다리에 심한 출혈이 있을 때, 직접압박과 지압점 압박으로도 출혈을 막지 못할 경우에 최후의 수단으로 지혈대를 사용한다.

- 지혈대는 폭이 적어도 5cm정도 되는 띠를 사용해야 하며 상처와 가장 가까운 곳에 완전 지혈이 되도록 꼭 매야 한다.
- 지혈대를 맨 곳은 노출시키며 맨 시간을 기록하여 붙여 두어야 한다.
- 지혈대를 맨 후 시간이 오래 경과하지 않도록 지체없이 병원에 이송해야 한다.
- 지혈대는 매게 되면 의사의 지시가 있을 때에 풀도록 한다.

Chapter 7

골절, 탈구, 염좌

인체의 골격은 여러 가지원인으로 인하여 손상을 받으며 골절, 탈구, 염좌 등을 일으킨다. 이에 대한 응급처치의 살 잘못에 따라 환자의 불구 여부가 결정된다.

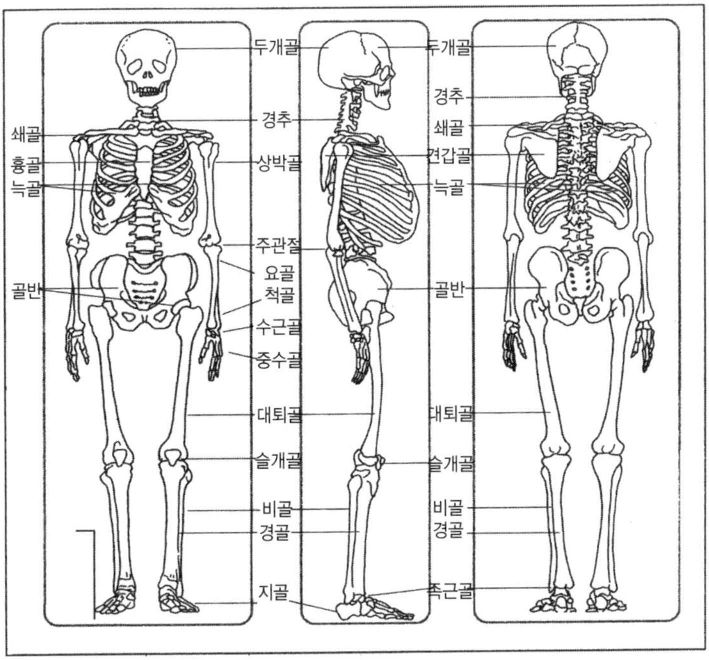

1. 골절

1) 원인과 분류

(1) 원인

골절은 뼈가 부러지거나 금이 간 것을 말한다. 교통사고, 추락사고 등이 주요 원인이며, 특히 자동차에 치었을 때에는 여러 곳의 뼈가 동시에 부러질 수 있다. 늙은 사람의 뼈는 젊은 사람의 뼈보다 더 잘 부러진다.

(2) 분류

골절은 단순골절과 복잡골절로 나눈다.

- 단순골절은 다른 조직의 손상은 없고, 뼈만 손상된 것이다.
- 복잡골절은 뼈가 손상되었을 뿐만 아니라 다른 신체조직의 손상을 겸한 상태이다.

골절은 대부분의 경우 단순골절이지만 때때로 부러진 뼈끝이 피부를 뚫어 복잡골절이 되기도 한다.

단순골절 환자를 움직이거나 잘못 다루어서 복잡골절이 되게 하는 수가 있다. 복잡골절에 있어서는 외상 부위에 감염의 위험성이 있고, 또 큰 동맥의 손상으로 인한 대출혈의 위험이 있다.

2) 골절의 증상

대체로 골절은 응급처치원이 그 손상의 정도를 알아볼 수 있는 몇 가지의 증상이 있다. 그러나 모든 골절에 있어서 언제든지 이러한 증상이 나타나는 것은 아니다.

응급처치원은 골절의 의심이 있을 경우에는 항상 골절로 간주하고 처치한다.

(1) 단순골절

때로 부상자가 응급 처치원에게 뼈가 부러졌다고 말하는 수가 있다. 뼈가 부러지는 소리를 들었거나 혹은 그것을 느껴서 아는 것이다.

뼈가 부러진 곳은 저리며 아프고 붓는다. 그리고 골절된 부분은 기형이 되고, 혹은 골절 부위 이하의 신체를 움직이지 못하는 수가 있다.

골절은 되었으나 뼈가 완전히 부러지지 않았기 때문에 손상된 부분을 움직이는 수도 있다는 점을 잊어서는 안된다. 그러므로 의심스러울 때에 골절의 유무를 알아보기 위해 골절이 의심되는 부위를 함부로 눌러보거나 꺾어보지 말 것이며, 골절의 의심이 있으면 골절이 있는 것으로 간주하여 응급처치를 해야 한다. 일반적으로 골절에는 충격이 따라 일어난다.

(2) 복잡골절

복잡골절은 단순골절의 여러 가지 증상 이외에 부러진 뼈끝이 피부를 뚫어 창상이 겹치고 부러진 뼈끝이 보이며 또 뼈끝에 찔려 혈관이 손상되어 심한 출혈과 충격이 동반되는 수가 있다. 골절 부위에 창상이 있으면 복잡골절로 판단한다.

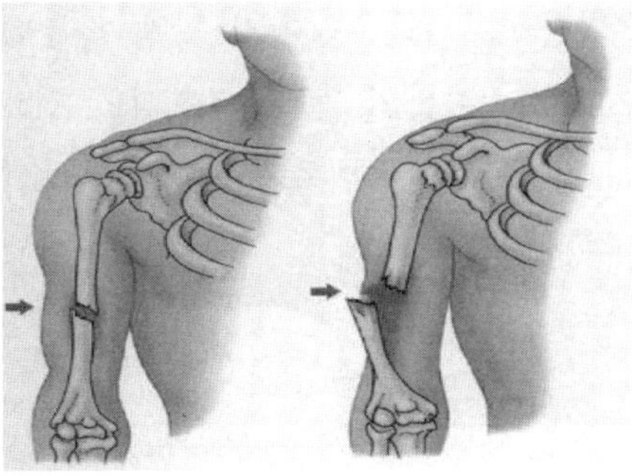

(3) 응급처치시의 주의사항

단순 혹은 복잡골절이 의심되는 경우에는 그 이상의 손상을 입지 않도록 주의 한다. 단순골절에 있어서 가장 중요한 처치는 그것이 복잡골절이 되지 않게 예방하는 일이다.

전문 의료원을 사고현장에 요청할 것인지 혹은 상처에 부목을 대어 병원으로 운반할 것인지를 응급처치원이 판단하여야 한다.

가능하면 모든 골절의 경우 현장에 전문 응급의료원을 요청하여 처치하는 것이 좋다. 처치사항은 다음과 같다.

- 다친 곳을 건드리거나 환자를 함부로 옮김으로서 부러진 뼈 끝이 신경, 혈관 또는 근육을 손상케 하거나 피부를 뚫어 복잡골절이 되게 하는 일이 없도록 한다.
- 충격에 대한 예방 처치를 한다.
- 복잡골절에 있어서 출혈이 있으면 직접압박으로 출혈을 방지하고, 만약 출혈이 심하면 지압점 압박으로 지혈한다. 부목을 대기 전에 미리 적당한 위치에 지혈대를 넣어두고, 그 목을 풀지 않고도 쉽게 지혈대를 쓸 수 있다. 복잡골절은 피가 멈춘 후에 소독한 붕대를 감는다.

대부분의 경우 응급처치원이 환자를 병원에 데려가야 한다. 이 때 주의할 점은 환자의 뼈가 부러진 부위를 움직이지 않게 하는데 있다. 몸이 흔들리는 것을 막을 수는 없으나, 그 이상의 손상을 초래할 정도로 흔들리는 것을 피하 여야 한다. 그러기 위하여서는 부목을 사용하는 것이 이상적이다. 부목에는 고정부목과 견인부목이 있다.

4) 부목사용법

- 고정부목은 환자의 전신 또는 신체 일부분을 움직이지 않게 하기 위하여 사용하며 대개 부목으로는 나무판을 쓰나 비상시에는 신문지 뭉치, 잡지, 담요나 베개와 같은 물건을 대용할 수도 있다.

어떠한 대용부목을 사용하든지 부목은 골절된 뼈의 양쪽 관절너머까지 걸칠만큼 긴 것을 사용하며, 부목을 대는 신체 부위만큼 넓은 것이 좋다.

부목은 안쪽에 헝겊을 고여서 피부가 상하지 않도록 하며, 부목의 질은 가볍고 단단한 것이 좋다.

- 견인부목은 대퇴골의 골절에 사용된다.

단순골절, 복잡골절에 관계없이 견인부목으로 발을 끌어당겨, 부러진 뼈끝을 튼튼하고도 확실하고 유순하게 끌어당긴다. 그러나 이 부목을 쓰는 데는 예외가 있다. 즉, 복잡골절이 되어 부러진 뼈끝이 피부를 뚫었을 때 그 부러진 뼈 끝을 본래의 위치에 가져가기 위하여 견인부목을 사용하여서는 안된다. 이런 경우 응급처치원은 고정부목을 사용하여 처음 발견하였을 때의 상태ㅗ내로 둔다.

긴 뼈가 골절되었을 때에는 그 주위의 근육은 부러진 뼈끝을 끌어당겨 끝이 덧놓이게 하는 현상이 나타난다.

뼈끝이 덧놓이는 현상은 골절과 동시에 나타나기 시작하고 이에 계속하여 근육의 경련에 따라 이 현상이 점점 심해져서 겉으로는 뼈가 짧아 진 것 같이 보인다. 이 때 신경, 혈관 및 근육이 손상되는 일이 많다.

견인 즉, (발을) 끌어당김으로써 부러진 뼈끝이 덧 놓이는 것을 어느 정도 억제할 수는 있으나 이 방법만으로 덧놓임을 완전히 예방할 수는 없으며, 다리에 견인부목을 대고 붕대를 튼튼하게 감아 고정시켜 놓으면, 조직에 대한 그 이상의 손상을 막을 수가 있고, 심한 고통을 덜 수 있고, 충격이 예방되어 운반 도중에 환자가 좀 더 편안할 수 있다.

견인부목에는 여러 가지 종류가 있다. 응급처치원은 사고 현장에서 발견할 수 있는 긴 목판이나 막대기로 대용 견인부목을 만들 수 있다.

골절환자를 운반할 경우에는 다음의 일반원칙에 따르도록 한다.

- 반드시 부목을 댄 후에 부상자를 옮겨야 하며, 가능하면 부상자를 옮기지 말아야 한다. 그러나 긴급히 부상자를 옮겨야 하고 부목을 댈 여유가

없는 때에는 한 손으로 골절된 윗쪽을, 다른 손으로는 그 아래쪽을 어느 정도 보호해야 한다.

- 부러진 뼈를 맞추려고 하지 말아야 한다(이는 의사만이 할 수 있다).
- 무엇보다도 골절된 뼈와 그 뼈의 양쪽 관절이 움직이지 않게 방지하고 충격에 대한 응급처치를 해야 한다.
- 일반적으로 골절 환자에게 부목을 대기 전에 의사 또는 병원으로 빨리 운반하여야 할 필요는 없다.
- 필요한 모든 재료가 준비된 다음에 부목을 대어야 한다.

※ 적어도 30분에 한 번씩은 부목을 댄 부분을 조사하여, 혈액순환이 잘 안되거나 그 부분이 너무 아프다면 묶은 붕대를 약간 늦추어 준다.

2. 신체 부위별 골절의 처치

1) 머리부위 골절

(1) 뇌진탕 및 두개골 골절

머리를 맞든가 땅바닥에 부딪히면 뇌에 손상을 받아 뇌진탕을 일으킬 수가 있다. 뇌의 손상은 대개 두개골 골절보다 더 위중하다. 머리의 손상이 골절인가 또는 뇌진탕인가는 응급 처치원으로서는 구별할 수 없는 일이나 그 처치 방법은 같다.

뇌진탕은 머리를 세게 부딪쳤을 때 잠시 의식을 잃는 상태를 말한다. 만약 이 때 의식불명의 상태가 오래 계속되면 뇌에 어떤 중대한 변화 즉 뇌 좌상이나 뇌출혈이 생긴 탓이므로 신중히 다루며 반드시 의사의 진단을 받도록 하여야 한다. 일시 의식불명이 회복되었다가 다시 의식불명의 빠지는 일이 있으며 끝내 소생하지 못하는 수도 있다.

(2) 머리부위 골절의 증상

머리가 터지거나 혹은 의식이 없어진다. 그리고 심한 경우에는 귀, 코 혹은 입으로부터 그다지 심하지 않은 출혈이 있다. 양쪽 눈동자의 크기가 같지 않으며 반신불수 상태가 되기도 한다.

처음에는 이런 여러 가지 증상이 거의 나타나지 않으나 뇌출혈에 의한 압박이 가중됨에 따라 증상이 악화된다.

(3) 응급처치

- 얼굴색이 창백하지 않으면 부상자의 머리와 어깨를 약간 높혀 안정되게 눕힌다. 특별히 가온은 하지 말고 잘 덮어주어 보온에 힘쓴다.
- 의식이 없으면 음료를 수지 말라.
- 머리에 상처가 있으면 상처를 보호하고 조심하여 병원으로 이송한다.

2) 비골 골절

(1) 비골 골절의 증상

코가 아프면 부어오르고 출혈이 있어 발견하기가 쉽다.

(2) 응급처치

부목을 대지 말고 코에 상처가 있으면 소독된 거즈를 대고 붕대로 묶어준다. 코가 기형이 될 염려가 있으므로 병원에 가도록 한다.

3) 하악골 골절

(1) 하악골 골절 증상

턱을 움직이면 아프고, 아래 윗 이가 맞지 않기 때문에 부상자는 음식물을 삼키거나 말을 하기가 곤란하다. 입이 벌어져 있고 침을 흘린다.

(2) 응급처치

- 머리 자체를 부목으로 이용한다.
- 손바닥을 턱밑에 대고 아래턱을 조심스럽게 올려서 아랫 이를 윗 이에 맞춘 다음 그대로 붕대나 삼각건으로 아래턱 밑을 받쳐서 머리에 묶어 준다. 환자가 토하면 즉시 붕대나 삼각건을 풀어 준다. 환자는 병원에 보내도록 한다.

4) 쇄골 골절

(1) 쇄골 골절의 증상

골절의 일반적 증상이 나타난다. 쇄골을 손끝으로 만져보면 대부분의 경우 부러진 뼈끝이 만져지며 환자는 부상당한 쪽의 팔을 어깨 위로 쳐들지 못하고 부상당한 쪽 팔을 밑으로 늘어뜨리면 어깨가 다른 편 쪽 어깨보다 낮아진다.

(2) 응급처치

부상당한 쪽 팔의 손이 팔꿈치보다 약간 높게 하여 반대쪽 어깨에 대고 삼각건으로 묶은 후, 다시 팔 전체가 몸에 붙게 삼각건으로 묶어준다.

5) 늑골 골절

(1) 늑골 골절의 증상

환자는 기침 또는 심호흡을 할 때 골절된 부분에 심한 아픔을 느낀다. 따라서 환자는 대개 얕은 호흡을 한다. 골절된 부분을 만지면 아프고 저리며 환자는 골절된 부분에 손을 대어 심호흡을 피하고자 노력한다.

만약 부러진 늑골이 폐를 찔렀으면 기침할 때에 거품기가 있는 선홍색의 피가 담에 섞여서 나온다.

(2) 응급처치

폐에 자창을 입었으면 골절에 대하여는 아무런 처치도 하지 말고 겨드랑이와 가슴을 환자가 호흡을 쉽게 할 수 있을 정도로 작은 고임을 대고 눕혀 두어 안정을 취하게 한다.

폐가 상하지 않았으면 세 개의 삼각건을 가슴에 둘러 묶어준다. 첫째 삼각건을 골절부에 대어 감은 후 반대편에 고임을 대고, 환자로 하여금 숨을 충분히 내뿜게 하고 호흡을 정지시킨 상태에서 한번 매고, 나머지 두 개의 삼각건은 첫 번 붕대 양쪽에다 같은 방법으로 맨다. 그런 후에 첫 번째 맨 붕대 두 끝을 다시 잡아 당겨 조른 후 다시 묶는다. 환자는 따뜻하게 하여주고 병원에 데려간다.

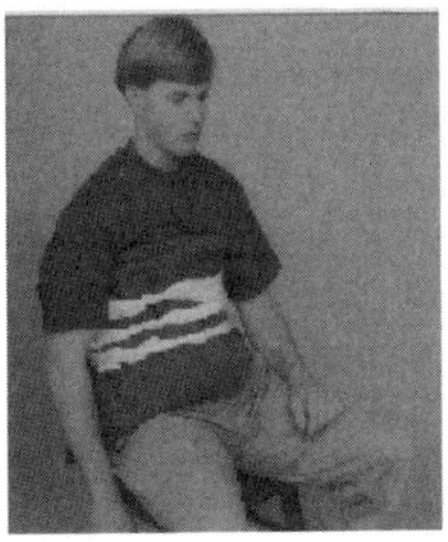

6) 척추 골절

척추골절은 척추의 탈골을 동반하는 수가 있다. 이 탈골로 척추가 압박 또는 단절된다. 척추 손상을 잘못 처치하면 신체마비 등 불구가 되든지 또는 생명을 잃게 된다.

대개의 경우 척추골절 환자를 병원까지 운반하는 도중에 그 취급이 부적당하여 상태를 악화시키는 예가 많다.

(1) 척추 골절의 증상

만약 부상자가 의식이 있으면 어디가 아프다고 말할 것이다. 목 또는 등의 아픔이 유일한 증상일 경우도 있다.

응급처치원이 척추골절의 의심이 있는 부상자에게 그의 손가락 또는 발가락을 움직여 보라고 하여 마음대로 자기의 손가락을 움직이지 못하거나, 응급처치원의 손을 단단히 잡지 못하거나, 손가락은 움직이나 발가락을 뜻대로 움직이지 못하면 요추내의 척수가 손상된 것이다.

(2) 응급처치

충격을 예방하고 척추에 대한 그 이상의 손상을 막기 위한 응급처치를 한다.

어떠한 경우에라도 척추 골절이 의심되는 부상자는 일으켜 앉히거나 세우거나 걷게 하여서는 안되며, 음료수를 먹이기 위하여 그의 목을 높이는 것조차도 하지 말아야한다. 이러한 운동은 척추를 더 손상시키고 마비나 죽음의 원인을 만들기 때문이다.

만약 경추, 흉추 및 요추에 동시에 손상이 있으면 경추 손상의 처치는 언제나 튼튼한 전신부목 위에 바로 눕히고, 필요한 부분에 고임을 대고 삼각건으로 잘 고정시켜야 한다.

전신부목으로는 문짝이나 또는 적어도 폭이 35cm이상이고 길이는 발에서 머리에 이르고도 10cm가량 남을 만큼 긴 목판을 사용하되 천 같은 것으로 잠 감아서 사용한다.

환자는 똑바로 또는 엎어진 자세로, 때로는 옆으로 구부러진 자세로 발견된다.

응급처치원은 그때그때의 형편에 따라서 각각 적절한 처치를 한다. 부목이 준비되면 부목을 부상자의 몸에 평행되게 가깝게 가져다 놓고 부상자를 부목위에 옮겨 놓기 전에 부목 밑에 삼각건을 미리 걸쳐 놓아 부상자를 부목에 옮겨 놓은 후에 필요이상으로 환자를 움직이는 일이 없도록 한다. 또 허리가 놓일 위치에 작은 고임을 대어 허리를 받치도록 한다.

7) 경추골절

바로 누워 있고 경추골절의 의심이 있는 부상자를 전신부목 위에 옮길 때는한 사람은 부상자의 머리 윗쪽에 무릎을 꿇고 않아 양손으로 목과 어깨가 구부러지지 않고 신체의 다른 부분과 함께 움직여질 수 있도록 확고하게 부상자의 머리와 어깨를 동시에 받쳐 들고, 그 밖에 한 사람 혹은 몇 사람이 부상자의 어깨와 겨드랑이, 허리, 다리 등의 옷을 잡고 옆으로 주의하여 움직여 부목 위에 환자의 얼굴이 위로 향하게 옮기고 전신부목을 대어준다.

(1) 주의사항

어떠한 경우에도 얼굴을 앞으로나 뒤로 혹은 모로 돌려서는 안 된다.

머리를 부목 위에 놓은 후에는 머리의 양쪽을 고여서 얼굴이 위를 향하여 고정되게 한다. 머리 밑에는 아무 것노 넣지 말라. 그런 다음에는 양 팔을 가슴에 얹고 부목 밑의 붕대를 부상자 위로 돌려서 그가 부목 위에서 움직이지 않도록 단단히 묶는다.

다리까지 잘 묶은 뒤에 부목을 들것이나 구급차 위에 얹어 환자를 병원으로 운반한다.

엎드려 누워 있는 부상자를 발견하였을 때 위에서 말한 바와 같이 부목을 준비한 다음에 부목에 가까운 부상자의 팔을 주의하여 머리 윗쪽으로 올려 주어 몸을 옮길 때에 지장이 없도록 하고 환자의 머리 쪽에 꿇어앉은 응급처치원은 얼굴의 양편을 손으로 받쳐 힘있게 잡고(손으로 귀와 턱을 감싸 잡는다), 다른 사람들이 환자를 부목위에 돌려 올릴 때에 환자의 머리와 동체가 동시에 일직선이 되도록(허리가 구부러지거나 옆으로 향하지 않도록) 단단히 붙잡는다. 머리를 고정시키기 위하여서는 약간 머리를 잡아 당겨야 한다.

모로 누워 있거나 구부리고 누워있는 부상자를 발견하였을 경우에는 부목을 부상자의 등 가까이에 놓은 다음 다른 사람들이 조심하여 사지를 펴줄 동안 응급처치원은 환자의 머리를 잡고 환자의 온몸을 일직선 자세로 부목 위에 옮긴다.

8) 골반 골절

골반의 골절은 대체로 척추골절과 같은 원인에서 오며 특히 심한 사고에서 많이 일어난다. 골반골절에는 골반 속에 있는 장기, 혈관 및 방광의 손상이 따르는 일이 있으므로 더욱 주의하여야 한다.

(1) 골반 골절의 증상

일반적으로 골반부에 심한 통증을 느끼며, 부상자가 일어서거나 걸으면 동통은 더욱 심하여 진다.

골반골절이 있을 때 양 볼기를 함께 누르면 아프기 시작한다. 환자가 아프다고 하면 곧 멈추어야 한다. 흔히 충격이 심할 때가 많다.

(2) 응급처치

- 척추골절 환자의 경우와 같은 전신부목 위에, 위를 보고 누워 있는 자세로 하여 온몸을 묶은 후 되도록 흔들리지 않게 병원으로 옮긴다.
- 양 무릎, 양 발목을 함께 묶되 환자가 가장 편하다는 자세로 무릎을 구부리거나 혹은 곧게 펴준다.
- 환자를 따뜻하게 해준다.

9) 상박골 골절

(1) 상박골 골절의 증상

대개 골절의 일반적 증상이 나타난다. 특별한 증상으로는 견관절(어깨관절)의 운동을 할 수 없게 된다.

(2) 응급처치

주관절을 ㄱ자로 구부리고 어깨로부터 주관절에 이르는 길이의 부목을 잘 싸서 바깥쪽에 대고 삼각건을 부러진 뼈 위쪽에 하나, 아래쪽에 하나씩 대고 부목을 잘 묶어준다.

- 삼각건으로 팔걸이를 만들어 목에 걸어 준다.
- 삼각건으로 팔 전체를 가슴에 묶어 고정시킨다.
- 겨드랑이를 고정하여 주고 만약 부목을 구할 수 없으면 삼각건으로 전박을 끌어올려 팔 전체를 가슴에 붙이고 붕대를 감아 움직이지 않도록 고정시킨 다음 병원에 보낸다.

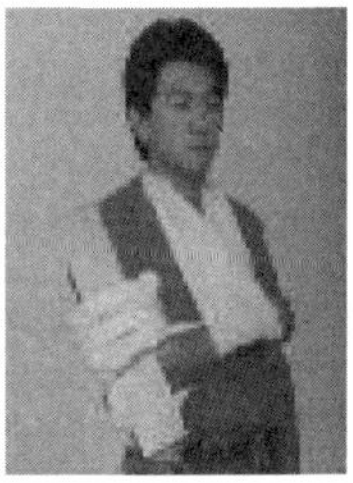

10) 주관절 골절

(1) 증상

대개 주관절(팔꿈치)골절은 팔을 구부리고 넘어질 때에 생기며, 6~12살 사이의 어린이들에게서 흔히 일어난다.

증상으로는 먼저 관절 부위가 붓고 아파서 팔을 폈다 구부렸다 할 수 없게 된다.

(2) 응급처치

환자가 팔을 편 자세로 있으면 겨드랑이를 많이 고인 다음, 겨드랑이에서 손가락까지에 이르는 부목을 손바닥 쪽에 대어 준다.

주관절이 구부러진 채로 있는 환자를 발견하면, 팔을 무리가 되지 않게 끌어 올리고, 쇄골 골절의 경우와 같이 그 팔을 동체에 대고 삼각건으로 고정시킨다. 구부러진 주관절을 무리하여 펴려고 해서는 안된다.

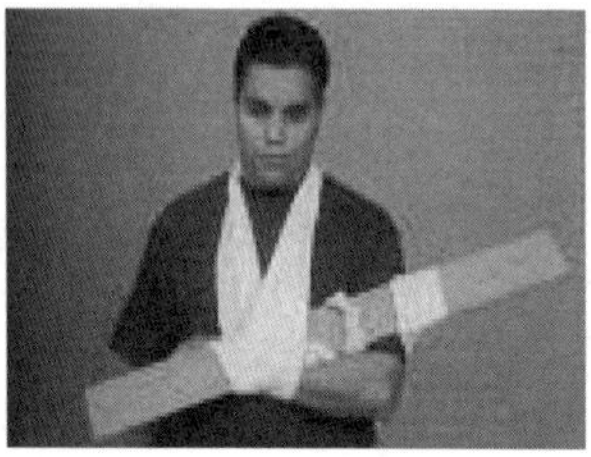
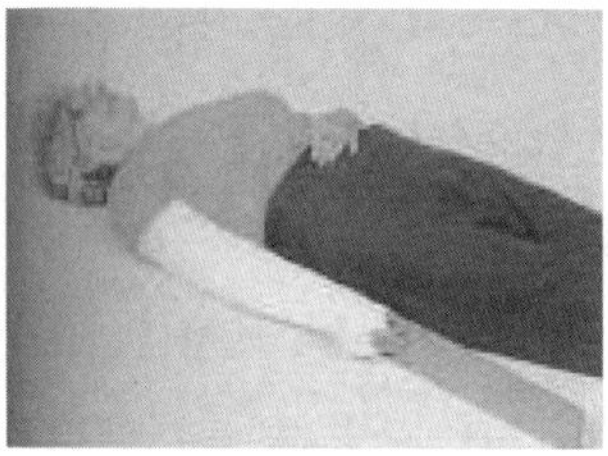

11) 전박골 골절

(1) 전박골 골절의 증상

전박의 뼈 한 개 또는 두 개가 다 부러지는 수가 있다. 두 개가 다 부러지면 골절의 일반적 증상이 나타난다.

한 개만 부러졌을 때나 또는 손목 뼈마디가 부러졌을 때라도 그 부분을 잘 움직이지 못하는 수가 있다.

(2) 응급처치

응급처치원이 부목을 준비할 동안 환자를 바로 눕히고, 팔을 그의 가슴 위에 올려놓은 자세가 제일 좋다.

주관절로부터 손가락 끝에 이를 만큼 긴 부목 두 개를 잘 짜서 한 개를 손바닥 쪽에 다른 한 개를 손등 쪽에 대고 두 개 이상의 삼각건으로 묶어 고정시킨 다음, 손을 주관절보다 약 10cm 정도 높이고 손바닥이 가슴 쪽을 향하게 하여 넓은 붕대로 팔을 끌어올려 고정시킨다.

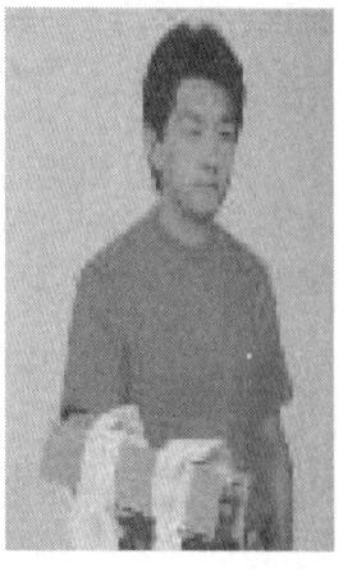

이 때 대용부목으로써 잡지, 신문지, 골판지, 프라스틱 자 등 현장에서 얻을 수 있는 것을 사용한다.

12) 수골 골절 또는 좌상

(1) 수골 골절의 증상

기계나 재목 그 밖의 무거운 물체에 눌려 피부가 손상되고, 손뼈가 부러지는 일이 있다. 아픔과 마비가 중요한 증상이다.

(2) 응급처치

헝겊으로 싼 부목을 전박의 중간으로부터 손가락 끝까지 닿게 손바닥 쪽으로 대어 준다.

붕대를 너무 단단히 감지 말고, 손이 주관절보다 약 10cm 정도 높고 손바닥이 밑으로 향하도록 묶어준다.

13) 지골 골절

(1) 지골 골절의 증상

기계를 다루다가 또는 자동차의 문을 닫을 때에 흔히 일어날 수 있으며, 그 밖에도 야구나 배구 등 운동을 할 때에도 일어난다. 보통 골절의 증상이 나타난다.

(2) 응급처치

생명이 위험한 것은 아니나 잘 낫지 않으며, 나아도 모양이 흉해지기 쉽고, 손가락으로 하는 일에 지장을 가져오는 일이 있으므로 곧 병원에 보내어 치료를 받게 한다.

응급처치를 한 다음 손상된 손을 붕대로 끌어올려 어깨에 묶어 주는 것이 좋다.

14) 대퇴골 골절

(1) 대퇴골 골절의 증상

대퇴골은 인체에서 제일 긴 뼈이며 보통 상당한 폭력에 의하지 않고는 부러지지 않으나, 나이든 사람들은 떨어지거나 넘어질 때 골절되는 수가 있다. 이 골절은 확인하기 곤란할 때가 많다. 대퇴부에 손상을 입은 후, 부상자가 바로 누워서 땅바닥으로부터 발 뒤꿈치를 들지 못하면 대퇴골이 부러진 것으로 의심한다.

흔히 발은 바깥쪽으로 비틀어져 땅바닥에 놓이고, 그 발을 혼자 힘으로는 바로 세우지 못하는 때가 많다. 가관절이 생기든가 다리가 짧아지거나 혹은 기형이 되고 부러진 곳으로 부터 말단부는 마비되는 수가 있다.

환자는 절대 일어서서는 안 된다. 이 골절은 상지나 하지의 다른 어떠한 골절보다도 한층 더 심한 충격이 일어난다.

(2) 응급처치

- 겨드랑이에서 발에 닿고도 남는 길이의 부목과 적어도 7개의 삼각건을 준비한다.
- 한 사람이 한 손으로 발 뒤꿈치 밑을, 또 한 손으로 발을 잡고 천천히 하지를 바른 자세로 돌려 조금 끌어당겨 그대로 붙잡은 후에, 응급처치원은 7개의 삼각건을 부상자의 허리, 무릎 및 발목 밑으로 넣은 후 부목 위에 일정한 간격으로 놓는다.
- 3개의 붕대로 부목의 윗부분과 허리부분을 단단히 묶고 나머지 4개로 부목과 부상당한 하지를 묶는다. 이 때 같은 모양의 좀 짧은 부목을 대퇴골 안쪽에 대고 붕대로 묶으면 구부러지는 것을 방지할 수 있다.
  만약 삼각건이 하나 더 있으면 부상한 하지를 다른 다리에 붙여 묶어서 더 튼튼하게 할 수도 있다
- 부목이 없을 경우에는 양다리 사이를 잘 고인 후에 양쪽 다리를 합쳐서

붕대로 묶어준다.

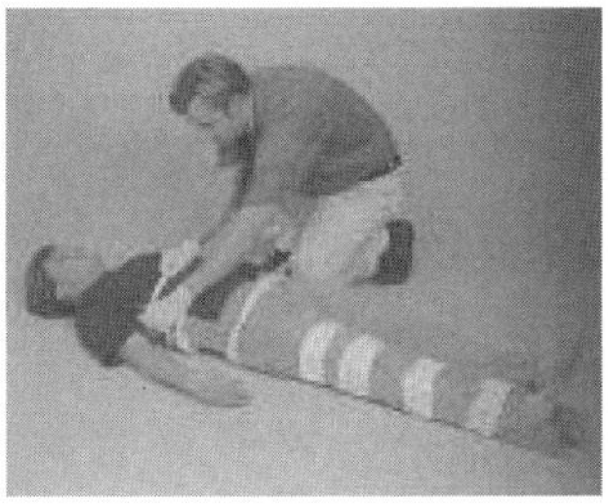

15) 슬개골 골절

(1) 슬개골 골절의 증상

슬개골 골절은 구르든가 부딪치는 경우에 생기며 슬개골을 만져보면 대개 뼈의 갈라진 부분을 만질 수 있다. 그 밖에 골절의 일반적 증상이 있다.

(2) 응급처치

- 적어도 나비가 10cm이상이며 허리에서 발 뒤꿈치까지 닿는 충분히 긴 부목을 헝겊으로 잘 싸서 곧게 편 다리의 밑쪽에 댄다.
- 무릎과 발꿈치는 고임을 대고, 붕대 하나는 슬개골 바로 위에 또 하나는 그 바로 아래에 부목과 함께 돌려 묶고, 다른 2개의 붕대로 다리와 부목을 단단히 묶는다. 무릎이 부어오르기 쉬우므로 둘러 싸매지 말고 남겨둔다. 만약 부목이 없으면 베개나 담요로 대용할 수도 있다.

16) 하퇴골 골절

(1) 하퇴골 골절의 증상

무릎과 발목 사이에서 뼈가 한 개 혹은 두 개가 부러진 것을 말하며, 만약 뼈 두 개가 부러졌을 때엔 대개 골절의 일반적 증세가 나타나거나 한 개만 부러질 때면 기형이 별로 나타나지 않고, 또 발목 바로 위의 골절은 염좌로 잘못 알게 되는 수가 있다.

(2) 응급처치

발 끝을 힘있게 잡아 올려 그 밑에 베개나 담요를 집어넣고 무릎 위로부터 발끝까지 미치는 부목을 담요나 베개 위에다 대고 붕대를 감는다.

부목이 없으면 양다리 사이에 부드러운 물건을 고이고 손상입지 않은 다리에 묶어 고정시킨다.

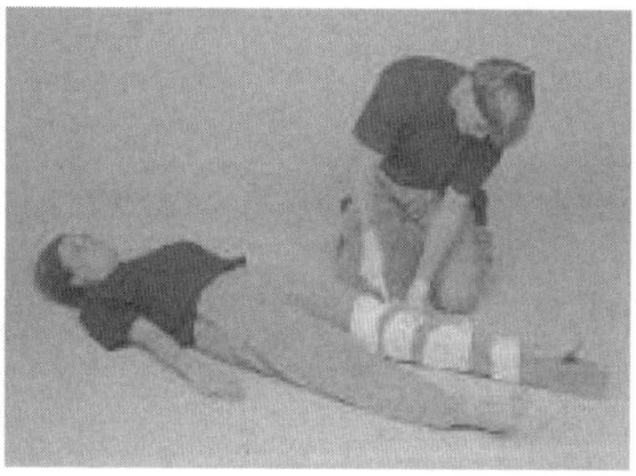

17) 발목 골절

(1) 응급처치

발 전체를 베개 위에 올려놓고 붕대를 감는다. 만약 베개가 없으면 발 뒤축으로 부터 무릎 바로 아래까지 닿는 두 개의 부목을 싸서 양쪽에 하나씩 대고 묶는다.

18) 발등 뼈 골절 또는 염좌

(1) 발등의 뼈 골절 또는 염좌

무거운 물체가 발등에 떨어지거나 발등에 굴렀을 때 생기며 골절의 일반적 증상이 나타난다.

(2) 응급처치

발등이 부어오를 때 아픔을 막기 위하여 구두와 양말을 벗긴 다음, 넓은 헝겊을 두툼하게 고이고 꼭 맞게 붕대를 묶어준다. 그러나 너무 꽉 묶지 않도록 한다.

3. 탈구

1) 탈구의 정의

관절이 어긋나 뼈가 제자리에서 물러난 상태가 탈구이다. 탈구가 되면 뼈를 연결하는 인대 및 관절을 둘러싼 움직임을 쉽고 부드럽게 하는 액랑이 부분적 혹은 전면적으로 파손된다.

관절 주위의 혈관, 건, 근육 및 신경도 역시 손상을 입거나 혹은 터져 갈라지는 수가 있다.

2) 탈구의 원인

흔히 타박을 당하든가 떨어지거나 넘어졌을 때, 심한 근육 운동을 할 때 탈구가 된다. 어깨 또는 손가락이 탈구가 제일 많으나 하악골, 전박골, 대퇴골 및 슬개골의 탈구도 적지 않다.

3) 탈구의 증상

매우 아프며 관절의 모양이 변하고 부어 일반적으로 관절의 운동이 불안전하여 진다. 흔히 심한 충격이 나타난다.

4) 응급처치

탈구는 빠르고도 정확한 처치를 필요로 한다. 그러나 특별한 비상시가 아니면 전문 의료요원이 아닌 사람이 탈구를 바로 잡으려고 하여서는 안 된다.

부상한 부위를 될 수 있는 한 편하게 하고, 찬 찜질을 하여 아픔을 가라앉히고, 부종을 막아야 한다. 충격에 대한 응급처치를 한다.

슬관절 탈구의 부상자를 옮길 필요가 있을 때에는 베개나 윗도리를 접어서 부상당한 다리의 무릎 밑에 괴어 준다.

작은 탈구에 대한 응급처치

(1) 하악골 탈구

환자를 의자에 앉히고 응급처치원은 자기의 양쪽 엄지손가락을 붕대나 헝겊으로 싼 후, 환자의 앞에 서서 엄지손가락을 환자의 입에 넣어 아래턱 어금니에 대고 다른 네 손가락으로는 턱 밑을 잡는다.

다음 어금니에 댄 엄지손가락을 힘있게 뒤쪽 밑으로 누르면서 턱밑에 받친 네 손가락을 앞쪽 위로 잡아당긴다. 턱이 들어맞을 때 엄지손가락을 물리지 않도록 주의할 것이며, 탈구가 바로 잡힌 뒤에는 붕대로 아래턱을 머리에 고정시킨다.

(2) 손가락 또는 발목의 탈구

손가락이나 발목 탈구의 처치는 탈구된 양쪽 뼈를 한손에 한쪽씩 양손으로 단단히 붙잡고 뼈가 제자리에 들어가 맞을 때까지 천천히 일직선으로 잡아당긴다.

손이나 발 이상의 관절 즉 주관절 또는 슬관절의 탈구는 응급처치원이 맞추려 해서는 안 된다. 이는 전문분야에 속하는 일이기 때문이다.

4. 염좌

1) 염좌의 원인

염좌란 직접 또는 간접적으로 폭력이 관절에 작용하였을 때 생기는 손상이며, 무리한 관절운동으로 인하여 관절을 유지하고 있는 인대가 부분적 혹은 전면적으로 손상되는 수가 있다. 관절이 정상범위를 벗어난 운동, 심한 근육활동, 무거운 것을 무리하여 들거나, 떨어졌을 때 생긴다.

2) 염좌의 증상

손상과 동시에 아프고 붓기 시작하며, 환자가 부상당한 부분을 움직이면 더 아파진다.

상처의 피부색이 곧 변하지는 않으나 한번 변색하면 그것이 여러 주일 계속된다.

3) 응급처치

대부분의 경우 염좌와 탈구의 구별이 곤란하지 않으나, 때로는 염좌와 관절골절을 구별하기 힘들다. 만약 골절의 의심이 있으면 골절로 가정하고 처치한다.

염좌에는 몇 분동안 고통이 계속된 뒤 통증이 그치는 가벼운 정도로부터 인대가 터져서 완치까지 여러 주일 걸리는 심한 정도까지가 있다. 일반적인 응급처치는 다음과 같다.

- 염좌된 부위를 높이 올리고, 손목이면 팔걸이를 하여 고정시키고, 발목이면 환자를 눕히고 옷이나 베개 같은 것을 염좌 부위의 밑에 놓아 그 부위를 높이고, 환자를 안정시킨다.

- 여러 시간 또는 치료받을 때까지 상처부위에 찬 찜질을 한다.
- 만약 염좌가 심하면 전문 의료요원이 도착할 때까지 움직이지 않도록 한다.
- 발목 뼈가 염좌되었고 처치를 받기까지 짧은 거리나마 혼자서 걸어야만 할 경우에는 자기 스스로 염좌에 대한 붕대를 하여 발 뒤꿈치를 고정한다. 이 붕대는 신발을 신은 채 묶는 것이 좋다.

  손상이 골절을 겸할 수도 있으니 발목 염좌 환자는 되도록 걷지 않는 것이 좋으며 가능한 빨리 전문적인 치료를 받도록 한다.

Chapter 8

드레싱 및 붕대

1. 드레싱

1) 드레싱의 목적

드레싱의 주요 목적은 다음과 같다.

- 감염방지(창상이나 화상에 병균이 들어가는 것을 막는다)
- 출혈방지(피가 흘러 나오는 것을 억누른다)
- 분비물 흡수(창상의 분비물을 빨아들인다)

드레싱은 구급상자 속의 것과 같이 특별히 준비된 것을 사용하든가, 위급한 경우에는 사고현장에서 구할 수 있는 깨끗한 천으로 만들어 사용한다. 정규 드레싱은 아무데서나 얻을 수 있는 것은 아니므로, 응급처치원은 사고현장에서 구할 수 있는 재료로 드레싱을 손쉽게 만들 수 있어야 한다. 깨끗이 세탁된 타올이나 흰 천을 사용하는 것이 좋으며, 깨끗한 천이 없으면 상처에 닿는 면을 성냥불꽃에 그을리든가 다리미나 인두로 살균한 다음 사용한다.

2. 붕대

1) 붕대 사용의 목적

붕대의 사용목적은 다음과 같다.

- 드레싱을 상처에 붙어 있게 고정
- 부목의 고정
- 압박하여 출혈을 정지
- 팔을 끌어올려 묶음(팔걸이)

2) 붕대 사용시 주의사항

- 붕대는 풀어지지 않게 꼭 묶는다. 그러나 너무 조이게 묶지 말아야 한다. 붕대를 꼭 묶지 않으면 미끄러져 내려가 상처가 들어나는 일이 있으며 너무 졸라 묶으면 혈액순환이 잘 안되고 상처가 아프다.
- 상처가 부어 붕대가 너무 조여지지는 않았나를 자주 검사하여 필요하면 느슨하게 하여 준다.
- 젖은 붕대를 묶지 말 것, 젖은 붕대는 그것이 마르면 졸아들어 상처를 조이기 때문이다.

3) 매듭

붕대의 매듭은 특별한 지시가 있는 경우를 제외하고는 간단하고 빠르게 올매든가 묶는 것이 보통이다. 삼각건은 사각매듭을 하는 것이 좋다.

3. 붕대의 종류

1) 붕대의 종류

응급처치에 쓰이는 붕대는 삼각건, 룰붕대, 사두붕대, 넓은 붕대가 있다.

(1) 삼각건

삼각건은 광목이나 그 밖의 부드러운 천으로 만든다. 90~105cm 나비의 천을 대각선으로 잘라 두 개의 삼각건을 만드는 것이 이상적이다.

삼각건은 반창고가 없어도 드레싱을 고정시킬 수 있으며 상처의 처치에 손쉽게 사용할 수가 있기 때문에 응급처치용으로는 대단히 편리하다.

(2) 룰붕대

잘 포장된 멸균 거즈 룰붕대가 가장 이상적이다. 정규 붕대를 얻기가 어려울 때에는 같은 재료를 필요한 나비와 길이로 잘라 쓸 수가 있다. 룰붕대는 나비가 좁아서 겉이 고르지 못한 신체 부위에 쓰기에 편리하다.

(3) 사두붕대

거어즈로 이 붕대를 만들어 쓸 수 있으나 좀 더 두꺼운 천이면 더 좋다. 천의 양 끝으로부터 중앙을 향하여 찢되 중앙에 필요한 부분은 남겨둔다.

이 붕대는 그 만들어진 모양이 네 귀가 있으므로 사두붕대라 부른다.

사두붕대는 묶을 때 중앙의 찢기지 않은 부분이 소용됨으로 특히 코나 턱과 같이 불거져 나온 부분에 댄 드레싱을 고정시키는데 편리하다.

(4) 넓은붕대

배나 가슴의 창상 혹은 화상에 넓은 드레싱이 필요한 때에 쓰기가 편리하다. 이것은 나비 30~40cm, 길이 1~1.6m의 네모진 헝겊으로 만든다. 이것은 상처에 드레싱을 댄 뒤에 넓은 헝겊을 부상자의 등에 깔아 놓고 동체의 양편에서 싸며 동체의 앞에서 묶는다. 넓은 목욕탕 타월 같은 것은 넓은 붕대의 훌륭한 대용품이 된다.

4. 삼각건 사용법

1) 머리

머리에 댄 드레싱을 고정하기 위하여, 특히 머리에 넓게 상처를 입었을 때에 쓴다. 먼저 삼각건의 밑변 부위를 폭이 약 5cm 되게 접는다.

접힌 부분이 밖으로 나오게 하여 삼각건의 양옆을 쥐고 밑변의 중앙부가 이마의 가운데에 닿도록 눈썹 가까이에 대고 이것을 기점으로 하여 삼각건 양끝을 머리 뒤로 돌려 감는다.

붕대의 양 끝을 양쪽 귀 위로 가게 하여 뒷머리의 밑에서 엇갈려 다시 앞으로 오게 하여 앞이마 중앙에 묶는다. 다음 한 손으로는 머리를 꼭 잡고, 다른 손으로는 삼각건의 꼭지점 쪽을 밑으로 잡아 당기어 뒷머리에서 핀을 찌르든가 또는 묶는다. 만약 핀을 얻지 못하면 끝을 삼각건이 교차된 곳에서 붕대 밑에 접어 넣어도 좋다.

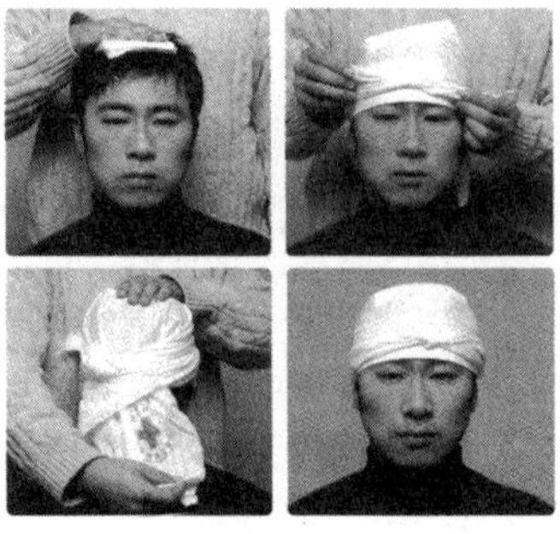

2) 얼굴

얼굴에 화상이나 상처를 입었을 때 삼각건을 사용하면 매우 편리하다. 삼각건의 꼭지점으로부터 약 10cm 정도에서 홀 매듭을 하고 이 부분을 부상자 머리 위에 두고 얼굴과 턱에까지 내려오도록 하여 양 끝을 목 뒤에서 교차시켜 턱, 귀를 포함한 얼굴 전체와 목을 싸고 턱 밑에서 묶는다.

두 눈과 코 있는 부분에 구멍을 내어 숨을 쉬고 보는 것을 쉽게 하여준다.

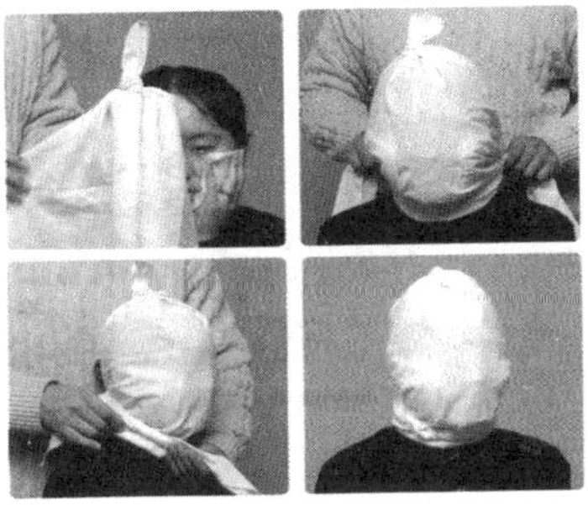

3) 뒷머리

얼굴의 삼각건법과 같으나 앞에서부터 하지 말고 반대로 뒤에서 시작하여 뒷머리에 댄 드레싱을 고정시킨다.

4) 어깨

어깨나 상박에 댄 넓은 드레싱을 고정하기 위하여 삼각건과 한 개의 비슷한 헝겊(폭: 약5cm, 길이 100cm)을 사용한다. 만약 두 개의 삼각건을 쓸 경우에는 그 중의 한 개는 좁게 접는다.

먼저, 펴 놓은 삼각건의 중심에 다른 삼각건의 꼭지점을 놓고 밑변이 평행하도록 하여 밖에 있는 꼭지점을 밑변에 대어 세 번 접는다.

넓은 삼각건으로 상처를 덮고 접은 삼각건의 양끝은 부상당하지 않은 쪽의 겨드랑이 바로 앞에서 묶는다. 그런 후에 상처에 드레싱을 대고 그 위로 넓게 펴져 있는 삼각건을 덮고 삼각건의 양끝을 겨드랑이 밑으로 돌렸다가 다시 상박부에 돌려서 단단히 맨다.

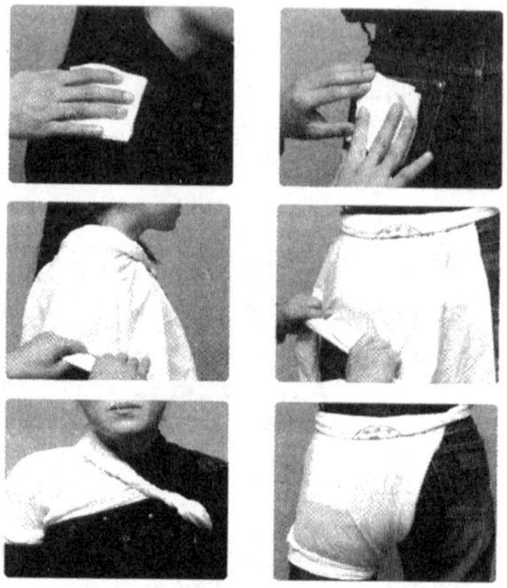

5) 볼기

어깨 매기와 같은 요령으로 삼각건을 쓰되 부상자의 허리띠를 지지용 삼각건의 대용으로 하고, 넓은 삼각건으로 넓적다리의 드레싱을 고정시킨다.

6) 가슴

가슴에 창상이나 화상을 입었을 때에 넓은 드레싱을 고정시키는 데 삼각건을 사용한다.

부상당한 쪽의 어깨 너머로 편 삼각건의 꼭지점을 넘겨 놓고 삼각건으로 가슴에 있는 상처를 덮은 다음 삼각건의 양끝을 등에 돌려 부상당한 어깨의 바로 밑에서 묶되 삼각건의 한끝은 길게 그리고 다른 한끝은 짧게 남기면서 맨다. 길게 남아있는 삼각건의 끝을 등위로 올려서 어깨 위에 넘겨진 삼각건의 끝과 함께 묶는다.

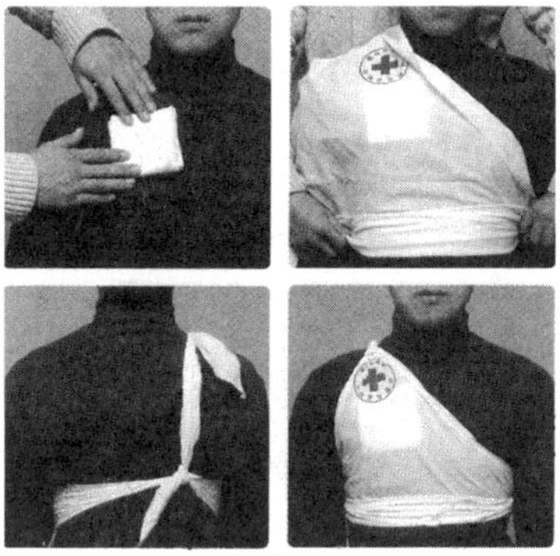

7) 등

가슴 매기와 같은 방법으로 등에서부터 시작한다. 등에 있는 상처나 화상에 대한 드레싱을 고정시키는 방법이다.

8) 손

손에 큰 화상을 입었을 때에 상처의 드레싱을 고정하는데 삼각건을 사용하면 편리하다.

창상이나 화상을 입은 곳에 먼저 드레싱을 댄 후 삼각건을 펴 놓고 그 위에 손을 놓되 상처가 있는 쪽을 위로 한다. 손가락 끝을 삼각건의 꼭지점 쪽으로 향하게 하여 놓고 꼭지점을 손등 쪽으로 당겨 손을 충분히 덮고 꼭지점이 닿게 겹쳐놓은 다음에 삼각건의 양 끝을 손목에 한 번 교차시켜 감고 양 끝을 다시 한 번 더 손목에 돌려서 묶는다.

9) 발

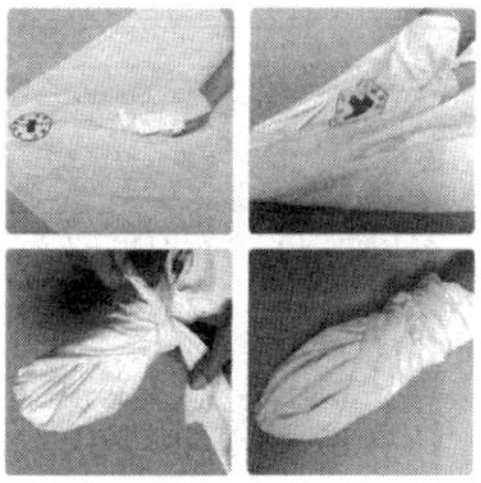

손의 삼각건법과 같은 방법으로, 발 상처의 드레싱을 고정하는 방법이다. 이 삼각건법은 신발을 벗기고 발에 감아서 발목에 이르러 묶는다.

10) 팔걸이

삼각건은 손상 입은 팔을 가슴에 대고 고정하는 데도 효과적으로 쓰인다.

삼각건의 한 쪽 끝을 부상을 당하지 않은 어깨에 걸치고 다른 한 끝은 가슴 앞에 늘어뜨린다. 이 때 삼각건의 꼭지점은 손상된 팔의 뒷(밑)쪽에 있게 된다. 부상당한 팔을 ㄱ자로 꺾어 가슴에 붙이고, 앞으로 늘어뜨린 삼각건의 끝을 잡고 삼각건으로 팔을 싸면서 부상한 쪽 어깨에 가져가 목 뒤를 돌아 다시 부상 당하지 않은 편에 이르러 삼각건의 양 끝을 어깨 위(뒤)에서 묶는다.

다음 삼각건의 꼭지점을 팔꿈치 주위에 돌려 팔걸이 앞에서 핀으로 찌른다. 핀이 없으면 삼각건의 꼭지점을 팔꿈치에 맞춰 홀매듭을 한다. 이 때 손가락 끝은 팔걸이 밖으로 노출되도록 한다.

팔걸이는 손과 팔목 손상의 모든 경우에 이용되며 손끝이 팔꿈치보다 10cm정도 높게 한 자세로 묶는다. 삼각건이 없을 때의 팔걸이는 부상자의 옷소매를 그 의복에다 꿰매든가 혹은 윗도리나 내의의 끝을 뒤집어 매는 방법을 사용할 수도 있다.

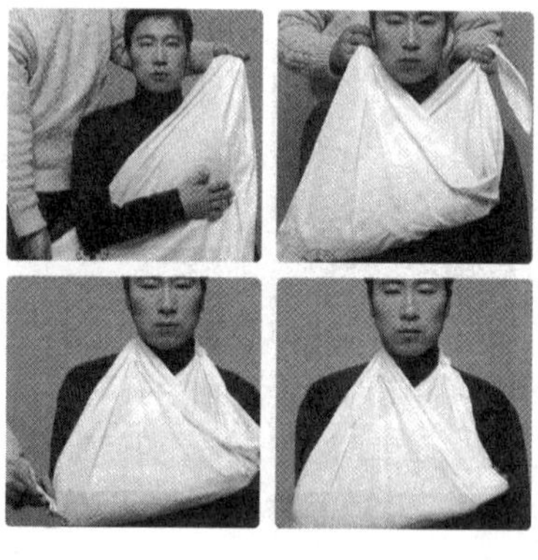

5. 삼각건 접어 쓰기

삼각건을 접어서 쓰려면 그 꼭지점을 밑변의 중심에 가져다 놓고 쓰기에 알맞은 너비가 되기까지 몇번 더 접으면 된다.

1) 머리

이 삼각건법은 뒷머리나 앞머리의 상처의 심한 출혈을 늦추는데 편리하다.

붕대의 중심을 상처에 댄 드레싱 위에 놓고 삼각건의 양끝을 돌려 머리를 감고 다시 돌려서 저음에 김기 시작했던 곳에 이르러 양 끝을 묶는다. 붕대를 어느 정도 꽉 묶을 필요가 있다면 교차시킬 때 조르면 된다.

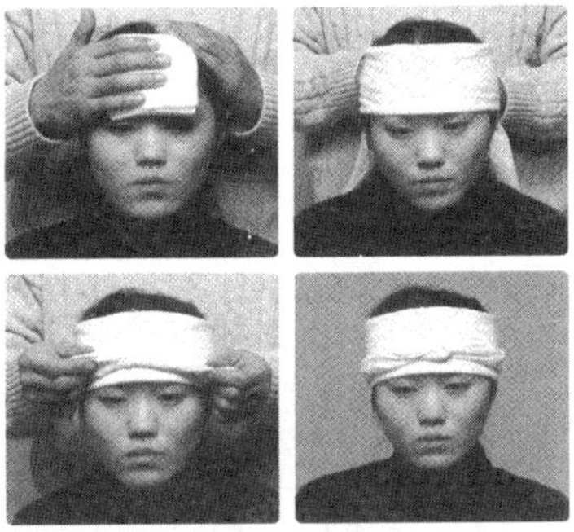

2) 눈

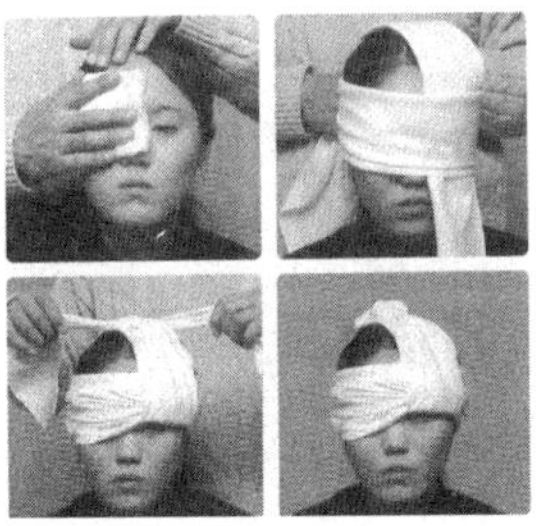

앞을 보게 하기 위하여 부상하지 않은 눈 위에 붕대를 머리 앞뒤로 걸쳐 댄다. 다른 붕대로 부상당한 눈의 드레싱을 고정시킨 후 앞 뒤쪽으로 드리운 붕대의 양끝을 잡아서 머리 위에서 묶는다.

3) 뺨 또는 귀

너비 7~10cm붕대를 쓴다. 뺨의 중앙에서 뺨 또는 귀에 댄 드레싱을 싸면서 시작한다. 붕대의 한쪽 끝은 턱 밑으로 돌려 반대편 귀 위에서 마주 걸어 그 짧은 끝은 이마로 긴 끝은 머리 뒤로 한바퀴 돌려서 반대쪽 귀 위에서 묶는다.

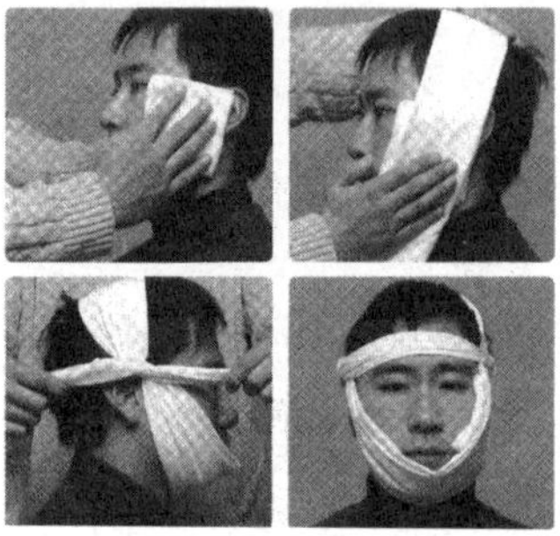

4) 목

접은 붕대의 중앙을 상처에 댄 드레싱 위에 놓고 붕대의 양끝을 목에서 한 바퀴를 돌리고 다시 한 바퀴 더 돌려서 처음 감기 시작했던 곳에 이르러 느슨하게 묶는다.

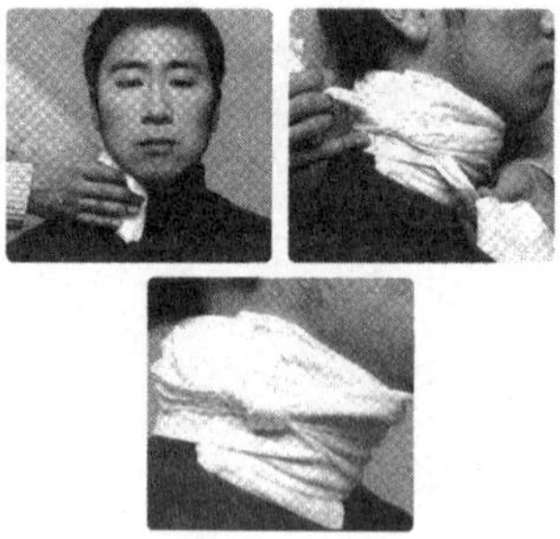

5) 팔 또는 다리

팔과 다리의 붕대 방법은 비슷하다. 붕대의 넓이는 둘러싸야 할 상처의 크기에 따라 결정한다. 붕대의 한쪽 끝을 상처 부분에 대고, 붕대로 팔 또는 다리의 주위에 나사 모양으로 몇번 감은 다음 붕대의 양끝을 묶는다.

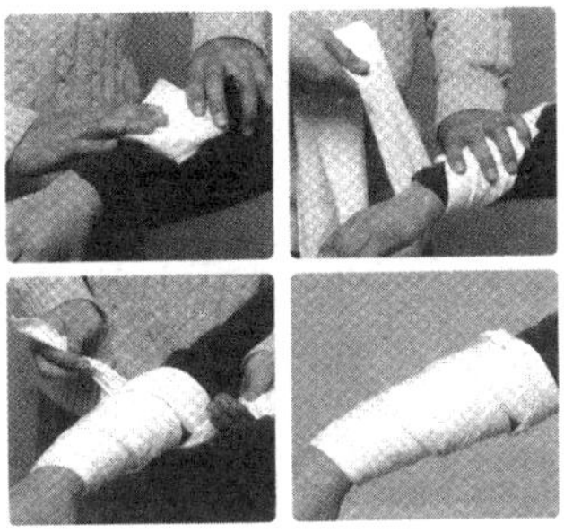

6) 팔꿈치

이 삼각건법은 팔꿈치의 상처에 댄 드레싱을 고정시키고, 팔꿈치의 운동도 할 수 있다. 팔꿈치를 ㄱ자로 구부린 자세로 붕대를 감는다.

붕대의 너비를 7~10cm 정도 만들고 붕대의 중심을 팔꿈치에 댄 드레싱 위에 놓고 붕대를 감기 시작한다. 붕대의 양쪽을 상박부와 전박부에서 완전히 돌려 팔꿈치의 양쪽 구부러진 곳에 이르게 한다. 즉, 붕대의 위 끝은 상박부에서 반대 방향으로 완전히 한번 돌려 팔꿈치의 안쪽 구부러진 곳에 이르게 하고, 붕대의 아랫 끝은 전박부에서 반대 방향으로 완전히 한번 돌려 역시 팔꿈치의 안쪽 구부러진 곳에 이르게 한 다음 이곳에서 두 끝을 잡아 묶는다.

7) 무릎

무릎에 댄 드레싱을 고정하는 방법도 팔꿈치의 방법과 같다. 붕대의 너비를 좀 더 넓게 하는 것이 좋다.

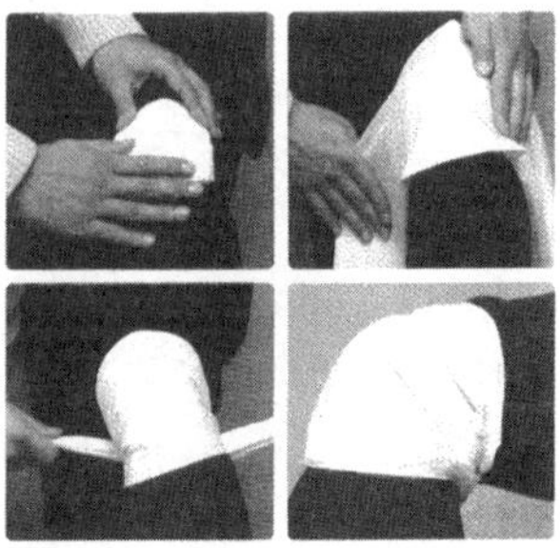

8) 손바닥

손바닥에 생긴 상처에 댄 드레싱을 고정할 때 이 삼각건법을 사용하면 편리하다. 붕대의 넓이는 약간 좁은 것이 좋다.

먼저 엄지 손가락을 빼놓고 붕대의 중앙을 상처에 댄 드레싱 위에 가로 놓는다. 다음 한 손으로 붕대와 드레싱을 고종하고 붕대의 엄지손가락쪽을 손등에 돌려 새끼손가락 쪽의 손목을 거치고 다시 손바닥을 거쳐 엄지손가락 밑에 이르게 한다.

다음은 붕대의 새끼손가락쪽 끝을 손등에 돌려 엄지손가락 밑을 지나 다시 손바닥에 돌려 엄지손가락 위에 이르게 하고 다시 손바닥을 돌아 손목에 이르게 한다. 그런 후에 엄지손가락쪽의 붕대 끝을 손등에 돌려 손목에 이르게 한 다음 붕대의 양끝으로 손목을 한두번 돌리고 그 끝을 묶는다.

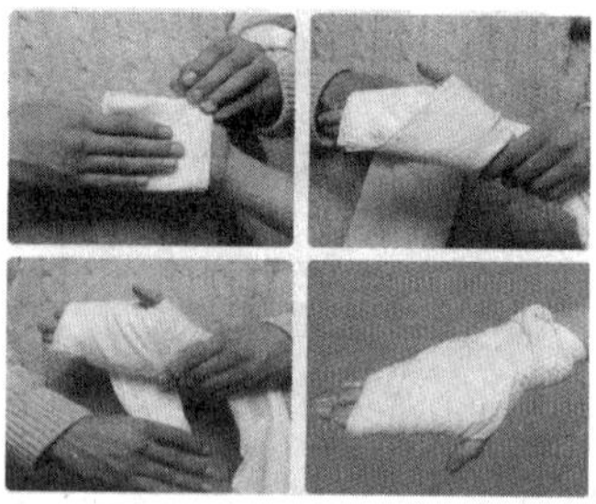

9) 손바닥 압박붕대

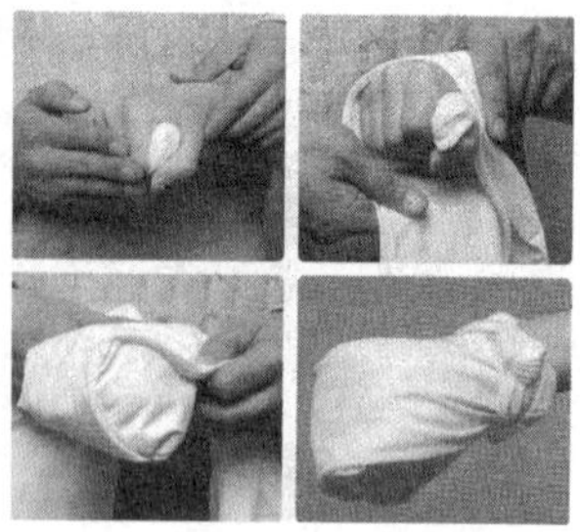

손바닥에 출혈이 있을 때는 소독한 드레싱으로 압박용 고임을 하고 손가락을 구부려 주먹을 꽉 쥐게 한 다음 주먹을 붕대로 감는다.

10) 염좌된 발목 관절의 고정붕대

관절 특히 발목 관절이 염좌되었지만 부득이 걷지 않으면 안될 경우에 그 염좌된 관절을 고정하기 위하여 사용하는 방법이다.

신발을 신은 채로 신바닥의 굽바로 앞에 접은 붕대의 중간을 대고 양끝을 발 뒤꿈치 위(뒤)에서 교차시킨 후 다시 발목 앞으로 돌려 여기서 다시 교차시켜 양끝을 발 뒤꿈치의 양쪽을 지나간 붕대 밑으로 넣어 걸어서 다시 발등에 이르러 묶는다.

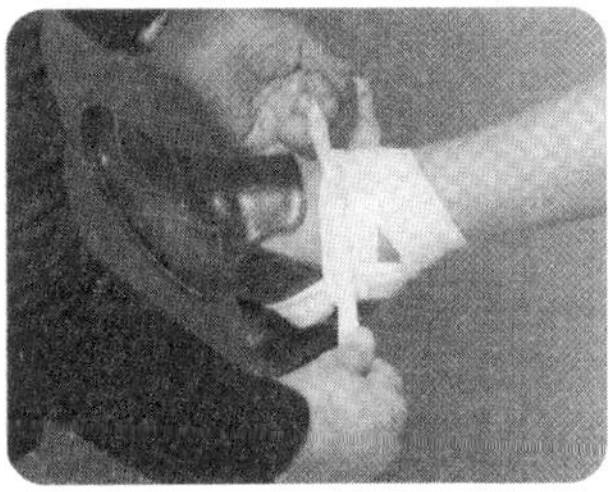

6. 룰붕대

룰붕대(두루마리 붕대)는 신체의 어느 부위를 막론하고 드레싱을 고정하는데 가장 만족하고 효과적으로 사용할 수 있는 것이다.

1) 감는 방법

(1) 환행대

붕대매기의 기본이며 한자리에서 여러 번 돌려 감는 방법이다. 처음 감을 때에 붕대 끝을 상단 쪽으로 향하여 올리고, 한 번 감아 돌린 후 올린 붕대 끝을 아래로 내려서 겹치게 한 다음 두 세번 감아서 묶는다.

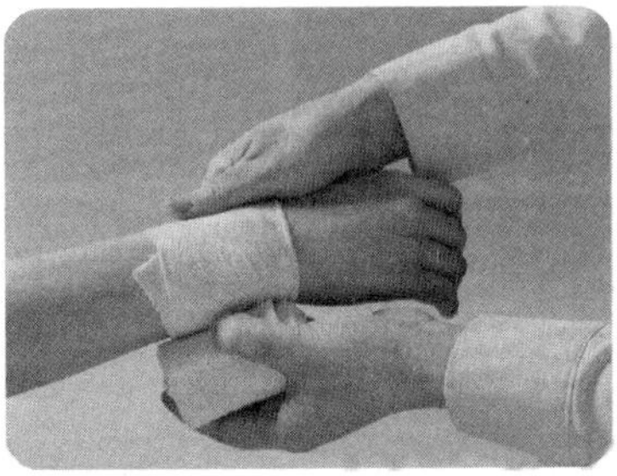

(2) 나선대

환행대를 한 다음, 붕대 너비의 1/2~1/3정도씩 겹치면서 감는다.

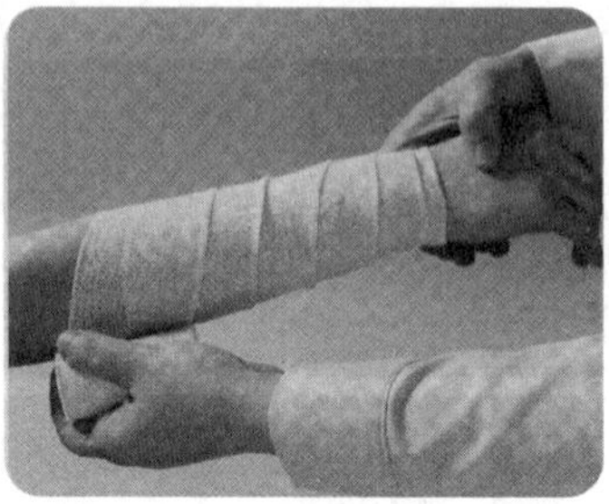

(3) 절전대

팔이나 다리와 같이 한 쪽이 점점 가늘어 지는 부위를 매는 방법으로, 가는 부위에서부터 시작하여 기초매기를 한 다음, 붕대 너비의 1/2~1/3정도를 겹치게 하여 반전시키면서 감는다.

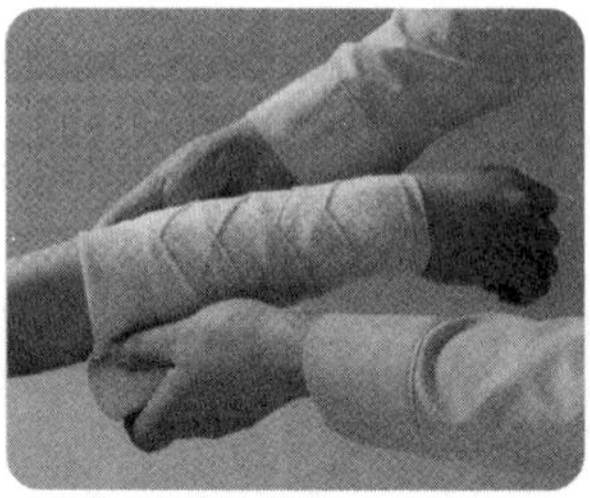

(4) 사행대

큰 거즈나 부목을 고정시킬 때 묶는 방법으로, 붕대의 너비만큼 또는 그 이상의 간격으로 나선형으로 감는다.

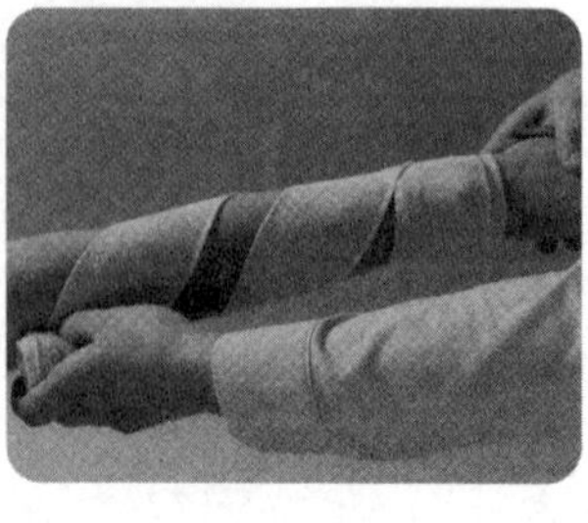

2) 각 부위별 권축붕대법

(1) 손가락 및 발가락

너비 3cm정도의 붕대가 편리하다. 손(발)가락 밑뿌리 근방에 붕대를할 경우에는 붕대를 손가락 주위에 두 번 정도 돌린 다음 손등을 거쳐 손목에 가져가 두 번 돌려서 기초매기를 만든 후 다시 손가락을 돌려 감고 손목에 돌아가 양끝을 잡아맨다.

이 8자 모양의 붕대는 기반이 튼튼하고 상처를 싸기에 충분하리 만큼 여러 번 되풀이하여 감는 것이 좋다. 여러 손가락이 손상되었으면 각 손가락을 따로따로 감는 것이 좋다.

손가락 끝에 상처가 있을 때에는 붕대로 손가락 끝을 두 번 덮고 나선대로 손가락 밑뿌리를 향하여 감아 올려 손가락 밑뿌리에서 붕대를 묶을 수도 있고, 8자 모양으로 손목에 돌려 붕대 끝을 묶는 방법도 있다.

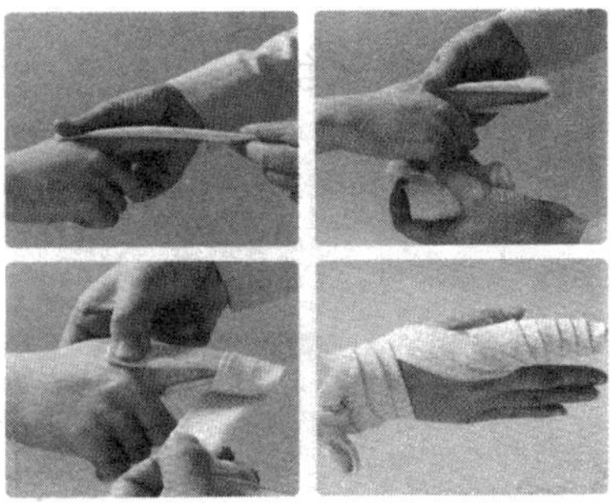

(2) 팔 및 다리

팔이나 다리는 한쪽이 점점 가늘어지므로 사지의 붕대는 감을 때에 가끔 반전시켜 풀리지 않게 한다.

먼저 팔목 또는 발목에 두세 번 감아서 기초매기를 한 다음 감기 시작하여 붕대가 신체표면에서 미끌리지 않도록 하기 위하여 반전시키면서 감아 올리면 감을 때마다 먼저 감은 붕대를 1/2~1/3정도 덮도록 한다.

반전할 때에는 반전할 곳에 엄지손가락을 대고 접어 반전시킨다. 그리고 나중에 같은 곳에서 두세 번 돌려서 묶는다.

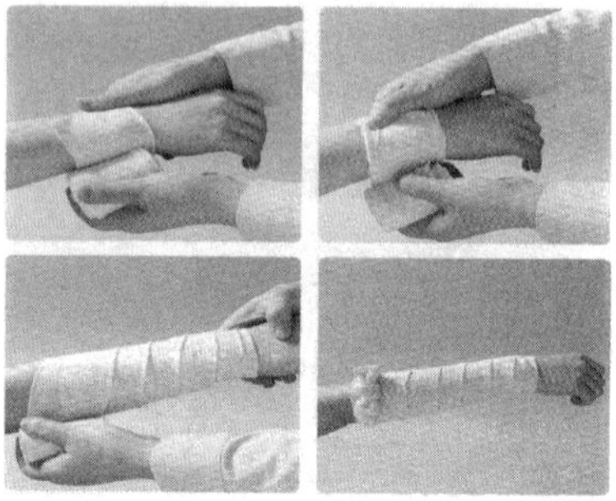

(3) 손 및 손목

손 또는 손목에 기초매기를 한 다음 손목에 돌려 이것을 지탱케 한 후 다시 손바닥에 감는다.

이 8자형 붕대를 손바닥 또는 손목에 댄 드레싱을 고정시키기에 적당할 만큼 여러 번 반복한다.

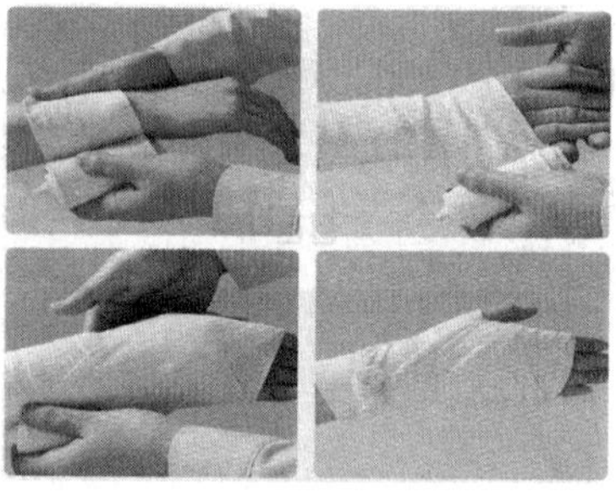

(4) 발 및 발목

염좌된 발목을 고정하는 데는 넓은 붕대(삼각건)보다는 좁은 붕대가 더 편리하다.

신발과 양말을 벗기고 발을 바로 디디게 하고 섰을 때의 자세대로 발등에서 붕대를 감기 시작하여 발바닥과 발등을 두세 번 돌려서 기반을 만든 다음 붕대를 발목에 돌리고 다시 발 앞에 이르러 발바닥에 돌린다.

때로 필요에 따라 발등과 발목 주위로 붕대를 돌림에 있어 먼저 감은 붕대의 약 2/3 넓이를 덮으면서 이 8자형 붕대를 여러 번 계속할 수도 있다.

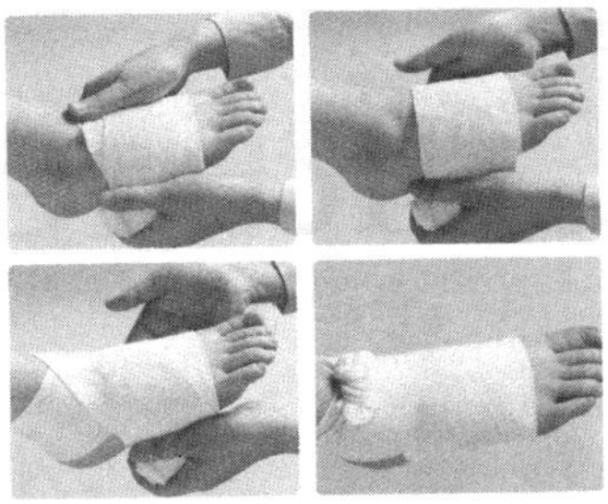

(5) 목 및 겨드랑이

이 붕대는 특히 목과 어깨 사이나 어깨에 생긴 상처에 사용하는데 편리하다.

드레싱을 대고 상박에 두세 번 붕대를 돌린 뒤 어깨 위에 이른 다음 드레싱을 고정하고 어깨와 겨드랑이를 거쳐 상박에 이르는 순서를 8자형으로 몇 차례 반복함으로써 드레싱을 고정시킨다.

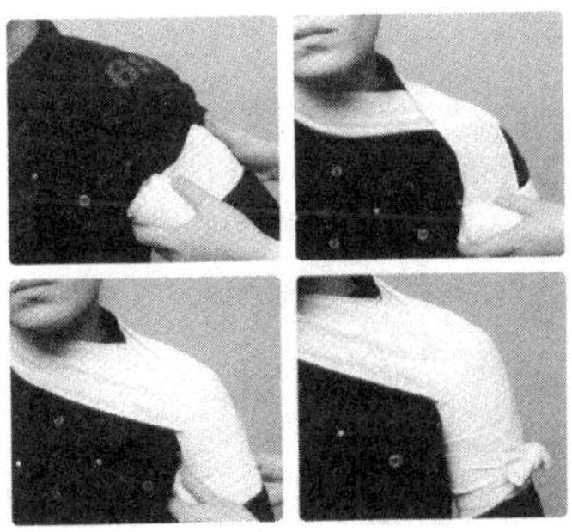

(6) 서혜부

이 붕대는 특히 지혈목적도 충분히 달성할 수가 있다. 여기에는 8cm정도 나비의 붕대를 사용하면 편리하다.

먼저 붕대를 넓적다리에 두세번 감아 기반을 만들고 서혜부를 싸면서 허리와 넓적다리를 돌려 감는 8자형 붕대법으로 서혜부의 드레싱을 고정시킨다.

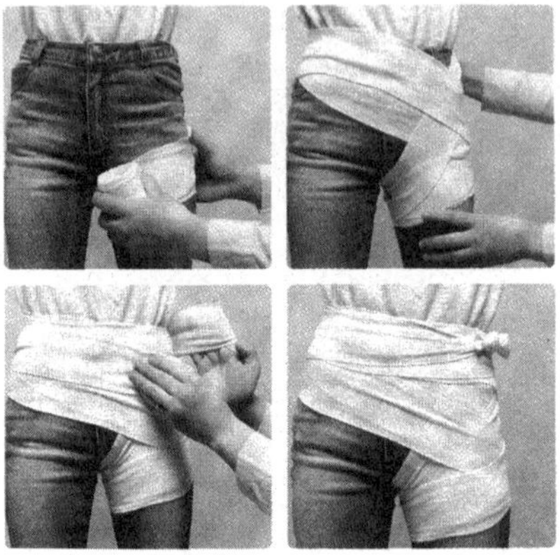

Chapter 9
중 독

중독이란 어떤 형태(액체, 고체 또는 가스)로 된 물질이든 간에 인체 내에 들어가거나 피부에 접촉함으로써 건강에 해를 수는 현상을 말힌다.

1. 약물중독

우리의 생활 주변에서 쉽게 접촉할 수 있는 상비용 약물(수면제, 진통제, 방부제, 살충제), 알카리, 산 등의 각종 화공약품에 의한 중독 및 농촌지방에서는 농약에 의한 중독사고가 흔히 발생한다.

1) 약품중독

(1) 예방

어린 아이들의 보호에 특히 주의하며, 다음 사항에 유의한다.

- 약품 및 독물은 서랍 속에 넣고 닫아 놓거나 어린이의 손이 닿지 않는 곳에 둔다.
- 모든 약병에 약 이름 표찰을 붙이고 극약이 들어 있는 병은 특별히 구

별하여 따로 두도록 한다.

- 어두운 곳에서는 약을 먹지 말 것이며, 약은 표찰을 여러 번 읽어 확인한 다음에 먹는다.

(2) 증상

증상은 약품의 종류, 먹은 분량, 먹은 후 경과된 시간 등에 따라 다르다.

만약 부식제를 마셨으면 입과 혀가 타고 헐게 되며, 최면제를 마셨으면 잠을 자며 의식이 없어진다. 때로는 극약의 용기(약병 등)를 근처에서 발견할 수 있으며, 자살의 목적으로 극약을 먹은 사람의 주위에서는 흔히 용기가 발견된다.

(3) 응급처치

- 환자가 의식이 없을 때는 기도를 개방하고, 필요하면 구조호흡을 한다.
- 환자가 의식이 있을 때는 흡수된 독물을 희석시키거나, 독물의 흡수를 지연시키기 위해 다음과 같이 처치한다.

① 희석

많은 양의 액체를 마시게 하면 위 안의 독이 희석되며, 토하기도 쉽게 된다. 액체로서는 식용 소오다 섞은 물, 음료수 혹은 우유 등을 따뜻하게 하여 마시게 한다.

② 위세척

독을 희석하기 위하여 다량의 음료를 마시게 하며 동시에 독을 위로부터 씻어 내게 한다. 음료를 많이 마셔도 토하지 않으면 환자의 목젖을 자극하여 토하게 할 수도 있다. 토물이 마신 음료와 같이 깨끗하게 나올 때까지 계속한다.

③ 해독

되도록 빨리 희석과 위세척을 한 다음, 먹은 독에 대한 해독제를 얻을 수 있으면 먹인다. 모든 경우에 있어서 충격에 대한 응급처치를 실시한다.

2. 유독가스 중독

유독가스 중독중 그 발생 빈도가 높은 것은 일산화탄소와 아황산가스 중독이다.

1) 일산화탄소

무연탄을 연료로 쓰는 경우에 그 가스에 의해 일산화탄소 중독을 흔히 일으킨다.

(1) 특성

모든 유기물질의 연소 시에는 반드시 발생하는 것으로 특히 산소 공급이 부족할 때는 발생량이 증가한다. 따라서 나무가 탈 때나 숯을 피울 때나 심지어 담배를 피울 때도 많은 양의 일산화탄소가 발생된다. 일산화탄소는 혈액 중에서 산소를 운반하는 혈색소와의 결합이 산소보다 210배나 높다. 따라서 아주 작은 양의 가스를 들어 마셔도 혈색소는 일산화탄소와 결합하여 산소 운반능력을 감소시킨다.

조직 세포로 산소가 운반되지 않으면 세포들은 죽어가게 된다. 산소 부족에 대하여 특히 신경세포가 예민하다. 일산화탄소 중독이 주로 중추신경 계통에 큰 손상을 입히는 것은 신경세포는 일단 죽으면 다른 세포같이 재생되지 않기 때문이다.

연탄은 젖어 있을수록 또 칼로리 발생이 적을수록 일산화탄소가 많이 발생한다. 대개 착화 후 2시간 이내, 꺼져가기 한 시간 이내에 가스의 발생이 가장 많다. 따라서 연탄이 건조하지 않고 칼로리가 낮은 경우에는 그만큼 많은 가스중독이 일어날 우려가 있다. 연탄은 가능한 건조한 것을 사용하고 잠들기 2시간 전에 교체하는 것이 좋다.

(2) 응급처치

환자가 의식이 있을 때

우선 창문을 활짝 열고 환자를 다른 방으로 옮기는 것이 좋다. 대부분 두통이 심하고 가슴이 답답하고 또 속이 메스껍다고 호소한다. 이 때 호흡하기 좋게 가슴을 풀고 신선한 공기를 5분쯤 심호흡 시킨다.

대개 메스껍다고 하는 경우가 많은데 이때는 청량 음료수나 시원한 설탕물을 마시게 하면 좋다. 또 커피를 진하게 타서 마시게 하면 두통에는 좋은 효과를 나타낸다.

대체로 의식을 잃지 않을 정도로 증상이 경미하면 하루이내에 완쾌하고 증상이 좀 심하면 2~3일 계속된다. 2~3일 증상이 계속될 정도이면 병원에 가서 산소요법을 받는 것이 후유증 예방을 위하여 좋다.

환자가 의식이 없을 때

이때는 환자를 빨리 고압산소 장치가 있는 병원으로 옮겨야 하며 이 요법을 받으면 98% 이상이 회복될 수 있다.

2) 아황산가스

아황산가스는 대기오염 물질 중 가장 대표적인 독성을 가지고 있으며 일산화탄소가 주로 인체에 해독을 주는데 비해 이 가스는 인체, 동물, 식물, 건축물 등에도 피해를 주어 많은 경제적 손실을 초래한다.

아황산가스는 아주 낮은 농도에서는 호흡기계통을 자극하므로 건강에 매우 해로운 물질이다. 세계 도처에서 발생하는 스모그의 주요 원인은 아황산가스이다.

(1) 특성

아황산가스는 물에 대한 용해도가 높아 기도(숨길)에 용이하게 흡수되어 처음에는 자극작용을 나타내고 나중에는 기도가 부어 기도 저항을 일으켜 호흡이 곤란해진다. 또 아황산가스는 기관지 점막을 자극해서 가래가 많이 나오게 한다.

아황산가스로 인한 호흡기계통의 증상은 기관지수축, 기도의 저항증가, 호흡 및 맥박의 증가, 호흡기 점막의 분비 증가를 일으켜서 기관지 천식, 해소 등을 수반하다가 더 진행하면 사망한다. 아황산가스가 매우 저농도 일지라도 폐질환이 있는 사람이 이 가스에 중독되면 정상인보다 10%정도 중증의 증상이 나타난다.

냄새를 맡을 수 있는 것은 0.5ppm이고 또 0.2ppm에서는 맛을 느낄 수 있다고 한다. 인체에 영향을 주는 최저농도는 0.2ppm이다. 아황산가스는 스모그 같은 기상조건 하에서는 갑자기 기도질환 환자가 늘어 많은 사망자를 내지만 평상시에는 호흡기 질환을 악화시키거나 환자수를 늘게 하는데 결정적인 역할을 한다.

(2) 응급처치

급성 아황산가스 중독은 빨리 산소호흡을 시키며 상기도나 폐의 염증에 대한 치료를 해야 한다.

3. 기타 중독

1) 독사교상

(1) 독사의 종류

우리나라에 서식하고 있는 뱀의 종류는 14종류로 알려져 있는데, 그 중 다음 세 가지 종류만이 독사로 알려져 있다.

- 까치살모사
- 살모사
- 불독사

(2) 독소의 특성

독사 교상으로 인한 중독은 독사의 타액이 물린 상처를 통해 체내에 들어와 일으키는데 독사의 타액에 함유되어 있는 독소는 대체로 두 가지 종류(신경독 과 혈액독)이다.

- 신경독 – 입과 목 그리고 호흡근을 마비시킨다.
- 혈액독 – 용혈 현상을 일으켜 혈관 벽의 내벽 파괴, 적혈구 용혈, 조직 세포 파괴로 내출혈을 일으킨다(뇌출혈일 때는 경련을 일으킨다).

(3) 응급처치

- 더 이상의 동작을 멈추게 하고 조용히 안정시킨다.
- 독이 퍼져 올라가는 것을 방지하기 위하여 묶는다(너무 꼭 묶으면 좋지 않다).
- 가능한 빨리 의사에게 연락하여 항독 처치를 받도록 한다.
- 사독이 확산하는 것을 방지하기 위하여 식염수 또는 기타의 음료수를 공급한다. 그러나 알콜과 같은 흥분제 음료수를 주어서는 안된다.

2) 광견병

광견병에 걸린 개에 물리면 인체에도 광견병이 생길 우려가 있다. 이 병은 개뿐만 아니라 고양이, 여우 등 광견병에 걸린 동물에게 물렸을 때 또는 상처가 난 곳을 핥을 때 침이나 콧물 속에 섞여 있다가 인체에 감염된다.

(1) 응급처치

- 광견병이 있다고 생각되는 동물(주로 개, 고양이)에 물렸을 때는 비누와 물로 상처를 깨끗이 씻고 말린 후, 소독약을 바르고 소독된 거즈를 대고 붕대를 감고 환자를 빨리 의사에게 보여야 한다.
- 동물은 수의사의 감시 하에 광견병이 있는가를 확인토록 한다(광견병이면 틀림없이 죽는다).
- 사람의 경우 머리부위 이외의 교상이면 대체로 발병하기까지 40일이 걸린다.

3) 벌에 쏘였을 때

벌이나 그 밖에 독이 있는 벌레에 물리든가 쏘이면 아프고 부으며, 가려운 곳을 긁으면 감염되는 수가 있다.

(1) 응급처치

- 벌에 쏘였을 때 그 침이 그대로 살 속에 남아 있으면 곧 침을 밀어내 빼 버리고 암모니아수를 바른 다음 연고를 발라준다.
- 찬물수건을 대면 아픔을 가라앉힐 수 있다.

4) 해파리에 물렸을 때

해수욕을 하는 사람, 바닷가에 사는 사람 또는 어부들이 간혹 해파리에 쏘여 서 그 통증으로 극도의 충격이나 탈진상태를 초래하는 경우가 있다.

(1) 응급처치

- 깨끗한 바닷모래를 바닷물이 아닌 민물에 씻어서 아픈 부분의 피부를 문질러 피부 속에 묻어있거나 꽂혀있는 유독물을 떼어 낸 다음 암모니아수를 바르고 소오다수로 찜질을 하든지 연고를 바른다.

5) 유독식물에 의한 중독

유성(油性)분비물이 있는 식물(옻나무)이 사람의 피부에 닿아 심한 중독이 생기는 수가 있다. 피부는 붉어지고 부으며 가려움이 심하여 진다. 대개는 조그마한 물집이 생기고 이것이 합쳐져서 큰 물집이 된다. 흔히 불결한 손으로 긁어 감염되어 곪는다.

(1) 예방

유독식물을 알아 두어 그것에 접촉하는 일이 없도록 조심하고, 만약 이러한 식물에 닿았으면 되도록 빨리 많은 양의 따뜻한 물로서 닿은 데를 말끔히 씻도록 한다. 씻기를 여러 번 반복한 후에 깨끗한 물로 다시 씻고 말린다.

(2) 응급처치

위의 예방책에도 불구하고 악화되거나 혹은 예방을 하지 못하였을 때엔 따뜻한 비눗물로 씻고 말린 후에 탄산 아연수에 적신 드레싱을 대어 준다. 심하면 의사의 진찰을 받도록 한다.

Chapter 10

화 상

화상은 인간이 불을 사용하기 시작한 고대부터 서로 불가분의 관계를 가지고 문명의 발달과 함께 늘 상존해온 주요 외상의 원인 중 하나이다. 화상의 치료는 초기 민간요법에서 내과적, 외과적 치료로 많은 기록이 남아 있으나 1800년대 말부터 화상환자의 신체적 변화에 대한 의구심과 수액요법의 필요성에 대해 기술하기 시작하여 1900년대 초,중반에 걸쳐 화상의 혈행학적 치료에 대한 개념과 더불어 수액요법의 사용이 시작되었다.

화상은 열화상, 화학화상, 전기화상으로 분류할 수 있으며 일반적으로 지칭하는 화상은 열화상을 의미하는 것이다.

화상의 일반적 원인은 사회나 문화에 따라 차이가 있을 수 있으나 우리나아의 경우 가장 많은 원인은 화염화상이다. 화상에 관하여 자세히 알아보자.

1. 피부의 정상 구조 및 화상시 신체 변화

1) 피부의 해부학

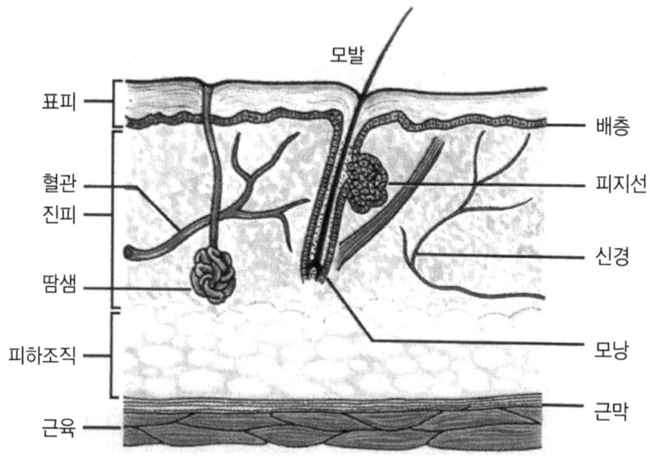

피부는 표피, 진피 그리고 피하조직으로 구성된다. 표피는 단단하고 유연한 막으로 전신의 표면을 덮고 있으며, 얇고 혈관이 없는 상피세포로 구성되며 진피는 모세혈관으로부터 영양분을 받는다.

표피의 두께는 종이 한 장 정도로 얇지만 내측으로부터 기저층, 극층, 과립층, 투명층 그리고 가방 바깥에 있는 각질층 등 다섯 층으로 구성되어 있다. 표피세포는 닳아 없어지지만 기저층에서 생성된 새로운 세포로 계속 대치되고 있다.

진피는 표피 바로 아래층으로 모낭, 땀샘, 피지선, 신경말단과 모세혈관 등을 포함하고 있다. 진피 밑에는 피하조직이 있는데, 피하조직에 있는 지방층의 두께는 사람에 따라 또는 신체 부위에 따라 다르다. 피하조직의 아래에는 근육이 있으며, 화상이 심한 경우 근육까지도 손상될 수 있다.

피부는 외부의 충격이나 오염원으로부터 신체를 보호하며, 체온을 유지하고 조절하는 기능이 있다. 또한 외부환경으로 전해지는 자극(통증, 온도감각, 위치감각 등)은 피부에 분포하는 풍부한 감각신경에 의해 감지되어 뇌로 전달됨으로써 인체를 보호할 수 있게 한다. 따라서 피부가 손상되면 세균의 침입에 의한 감염, 체액손실, 체온조절장애 등이 발생하게 된다.

2. 화상 후 신체생리의 변화

1) 순환기의 변화

전신체표면적의 30~40%가 넘는 화상의 경우 심혈관 기능에 위험한 결과를 초래하여 화상 충격이 올 수 있다. 이는 화상부위로부터 증발에 의한 수분손실, 모세혈관 투과성 증가 등에 의한다.

2) 빈혈

열 손상에 의한 직접적인 적혈구 손실은 일반적으로 화상의 깊이나 화상면적에 따라 다를 수 있지만 전체의 4~40%(평균 15%) 손실이 온다. 이는 화상부위의 직접적인 적혈구 파괴, 모세혈관에서의 포착, 용혈, 적혈구 생존기간의 감소 등으로 설명될 수 있다.

3) 대사 반응의 변화

열생산 증가, 체중감소, 대사성 산증, 탄수화물 및 지방대사의 이상 등이 나타난다.

3. 화상의 종류 및 응급처치법

1) 열화상

화상의 가장 흔한 형태는 열화상으로 주로 어린이들에게서 많이 발생한다. 화상의 중증도는 화상을 입은 부위를 관찰하여 화상의 깊이를 판정하고, 화상부위의 면적을 측정하여 결정한다.

(1) 화상의 깊이에 따른 분류

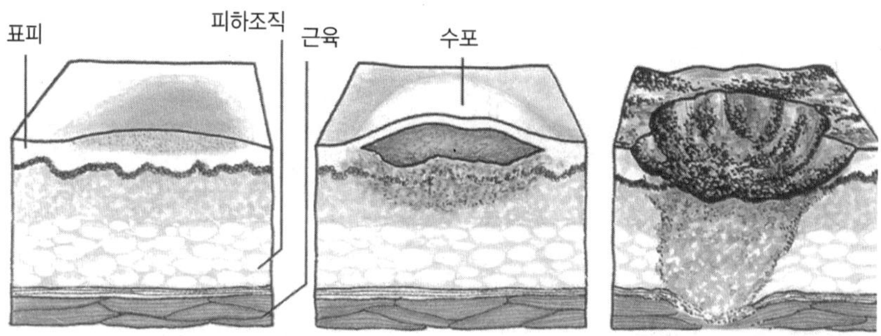

A 1도 화상 B 2도 화상 C 3도 화상

① 1도 화상

1도 화상은 피부의 표피층만 손상된 상태로서, 통증이 있고 피부는 붉게 변하나 수포는 생기지 않는다. 저온의 열에 오랫동안 노출되거나(일광화상-태양열에 장기간 노출된 경우) 열원에 짧은 시간동안 노출된 경우 발생하며, 단지 표피의 일부 세포만 파괴된 경우이므로 대개 흉터가 남지 않고 수일 내에 회복된다.

② 2도 화상

2도 화상은 화상에 의해 피부의 진피층 일부까지 손상된 경우로 심한 통증과 수포가 형성되는 것이 특징이다.

수포는 감염이나 체액 손실을 유발하지 않으므로 현장에서는 안 된다. 감염 등의 합병증이 발생하지 않으면 대개 2~3주내에 치유되나, 손상의 깊이가 깊거나 세균 감염이 있는 경우에는 치유기간이 길어지며 치유시 흉터를 남길 수 있다.

진피의 망상층이 대부분 손상된 심부 2도 화상의 경우 진피의 약 3/4까지 침범되며 3~4주 정도의 치유기간이 소요된다. 상황에 따라 가피제거와 식피술을 요하기도 한다.

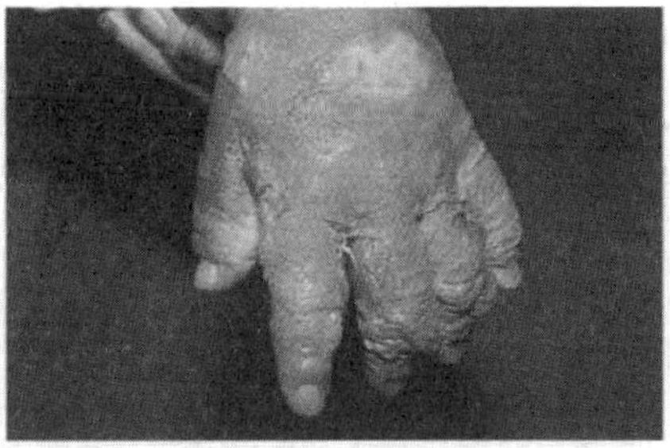

③ 3도 화상

진피의 전층이 손상되거나, 진피 아래의 피하지방까지 손상된 화상이다. 3도 화상을 입은 부분은 건조되어 피부가 마른 가죽처럼 되면서 색깔이 갈색 또는 흰색으로 변한다. 응고된 혈관이 화상 부위의 피부 아래에서 관찰될 수 있으며 피하지방이 보이기도 한다.

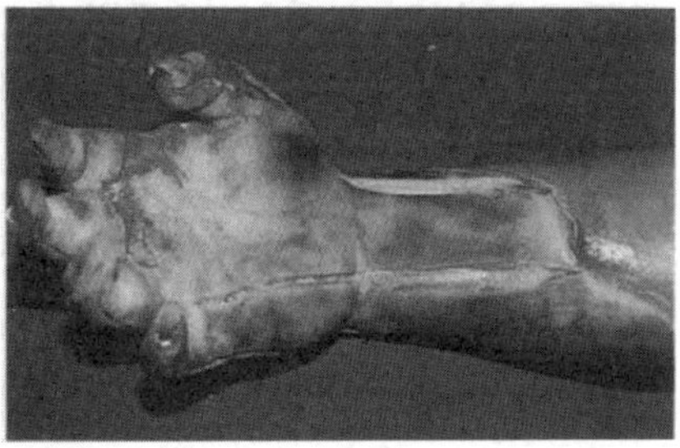

말초신경과 혈관이 파괴되므로 3도 화상을 입은 부분은 감각이 마비되나, 주위의 덜 손상된 부위에서는 심한 통증을 느낄 수 있다. 피부 전층의 손상으로 하층으로부터 상피화가 진행되지 않아 창상치유에 피부이식이 필요하며,

좁은 창상은 창상 주변으로부터 느린 상피화가 창상 구축에 의해 치유될 수 있으나 대체로 4주 이상의 치료기간이 소요된다.

일부 분류에서는 근육, 건막, 골막, 골 등을 침범하는 경우를 4도 화상이라고 구분하기도 한다. 이러한 화상은 심부조직이 파괴되기에 충분할 정도의 열화상이나 전기적 화상에 의해 발생한다.

(2) 화상 면적의 산출

화상에 의하여 손상된 체표면의 면적은 '9의법칙'을 이용하여 계산할 수 있다. 이 방법은 신체 각 부분이 차지하는 체표면적을 9%의 배수로 구분하여 화상면적을 쉽게 계산하는 방법이다.

영아나 소아에서는 두부가 체표면적에서 차지하는 비중이 높고 하지가 더 작은 부분을 차지하기 때문에 약간의 변형된 방법을 이용한다. 화상부위가 불규칙하거나 전신에 산재되어 있는 경우에는 환자의 손바닥 면적을 체표면의 1%로 가정하여 계산할 수 있다.

(3) 열화상의 중증도

다음 다섯 가지 요소가 열화상의 중증도를 결정한다. 이들 요소를 고려하여 화상을 중증(critical), 중등도(moderate), 경증(minor) 등으로 구분할 수 있다.

- 화상의 깊이(1도, 2도, 3도)
- 화상 부위의 면적(9의 법칙)
- 중요 신체부위의 포함여부-(손, 발, 얼굴, 회음부)
- 환자의 나이-(고령 또는 영아)
- 환자의 건강 상태-(합병된 손상 또는 원래 가지고 있던 질환 여부)

① 중증 화상(critical burn)

가장 심한 화상의 형태로 다음의 경우들이 해당된다.

- 기도의 흡입화상

- 골절이 동반된 화상
- 전기화상
- 체표면적의 10%를 넘는 3도 화상
- 체표면적의 25%를 넘는 2도 화상
- 노인이나 기존의 질환이 있는 자
- 손, 발, 얼굴, 회음부의 화상

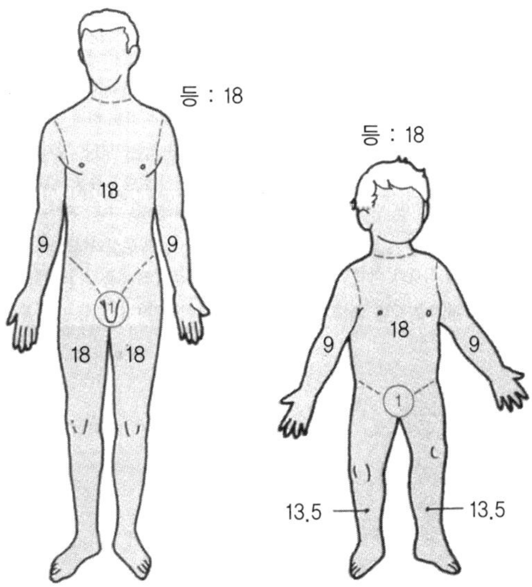

② 중등도 화상(moderate burn)

- 2 ~ 10%의 3도 화상
- 15 ~ 25%의 2도 화상
- 50 ~ 75%의 1도 화상

③ 경증 화상(minor burn)

- 2% 미만의 3도 화상
- 15% 미만의 2도 화상
- 50% 미만의 1도 화상

소아에서는 화상의 중증도를 결정할 때 성인과는 다른 척도를 적용한다. 소아에서는 체표면적의 20% 이상인 2도 화상과 체표면적과 관계없이 3도 화상이면 중증화상으로 분류한다.

체표면적의 10~20%를 포함하는 2도 화상은 중등도 화상으로 분류하며, 모든 1도 화상은 중간 화상으로 간주한다.

(4) 화상 환자의 평가

화상 환자의 응급처치는 다른 외상 환자와 동일하게 1차 평가를 실시하고, 치명적인 손상부터 치료해야 한다.

환자의 기도를 평가하는 것이 1차 평가에서 가정 중요하다. 특히, 구조자는 호흡곤란, 천명, 안면부 화상, 눈썹이나 코털이 탄 경우, 코나 구강내의 그을음, 기침, 가래에 그을음이 있는 경우, 쉰 목소리, 목 주위를 둘러 싼 화상이 있는지를 자세히 관찰해야 하며 이런 징후가 있으면 흡입화상의 가능성이 크므로 기도유지에 주의해야 한다.

호흡은 횟수, 깊이, 천명음이나 수포음의 유무 등을 관찰하여야 한다. 환자의 순환상태를 파악하기 위하며 맥박의 횟수, 특징, 리듬 등을 평가하며 모세혈관 재충혈, 피부색 등을 관찰한다. 또한 환자의 신경학적 상태를 평가하여야 한다. 화상환자에서 의식저하의 원인은 저산소증, 저채액증에 의한 뇌관류의 감소, 화상에 동반된 두부손상 등이다.

1차 평가를 실시하면서 사고 상황에 대한 조사도 필요하다. 현장에서 환자나 주위 사람으로부터 입수된 정보는 흡입화상이나 동반 손상의 가능성을 파악하거나 향후 처치의 시행에 많은 도움이 된다. 환자의 사고력을 조사할 때는 다음과 같은 정보를 확인하여야 한다.

첫째, 환자의 주증상은 무엇인가?

둘째, 손상 당시의 주변 상황은?

- 폐쇄된 공간에서 발생하였는가? → 흡입손상의 동반 가능성

- 폭발물이 있었는가?
- 위험한 화학물질은 있었는가?
- 외상과 관계된 것인가?

셋째, 화상의 원인은 무엇인가?
넷째, 질병의 과거력은 있는가?
다섯째, 환자가 약물을 복용하고 있지는 않은가?
여섯째, 정신을 잃은 적이 있는가?
일곱째, 파상풍 예방접종은 하였는가?

(5) 열화상의 응급처치

구조자는 열화상에 대한 응급처치에서 다음과 같은 네 가지 기본 사항을 잊지 않아야 한다.

첫째, 화상이 더 진행되지 않도록 조치를 취한다.

둘째, 화상 부위를 건조시키고 소독거즈나 화상거즈로 덮어 열의 손실을 막고 위험을 최소화시킨다.

셋째, 환자의 생체징후를 유지한다.

넷째, 화상 환자를 치료할 수 있는 병원으로 신속하게 이송한다.

화상 환자의 응급 처치시 첫 번째 역할은 환자가 더 이상 화상을 입지 않도록 하는 것이다. 환자를 화재 지역에서 안전 지역으로 대피시켜 열과 연기 흡입에 의한 손상을 막아야 한다.

그을린 의복은 제거하며 만약 피부와 의복이 아직도 뜨겁다면 찬물에 담그거나 젖은 거즈로 덮는다. 이러한 조치는 화상부위의 통증을 경감시키고 추가적인 화상을 방지할 수 있다. 그러나 화상 환자에서 화상부위를 찬 물에 지나치게 오래 담그면 체온의 손실을 초래하여 저체온증을 유발할 수 있으므로 화상부위를 찬 물에 10분 이상 담가서는 안 되며, 조치가 끝나면 즉시 물기를 닦아준다.

구조자는 화상의 중증도를 빨리 평가하여야 하며 중증의 화상을 입은 환자는 쉽게 쇼크 상태에 빠질 수 있으므로 신속하게 응급센터로 이송하여야 한다. 화상부위가 넓지 않다면 무균 거즈를 사용하는 것이 좋다. 만약 소독거즈가 충분하지 않다면 깨끗한 시트를 사용할 수 있다.

화상의 현장 응급 처치시 연고나 로션을 사용하지 않는다. 만약 환자가 중증의 환상을 입었다면 이송 중 산소를 투여하여야 하며 쇽 발생에 대해 충분히 대비하여야 한다.

4. 화상의 응급처치

1) 햇빛에 의한 화상

햇빛을 너무 쪼이면 1도 혹은 2도 화상을 입는다. 흐린 날씨에도 구름을 통과한 자외선에 의해 화상을 입는 수가 있다. 특히 여름의 해수욕장에서 매우 심하다. 물, 얼음, 모래 면에서 반사되는 태양광선(자외선)은 화상을 악화시킨다. 일광에 의한 화상을 입은 피부 면이 넓으면 신열도 생긴다. 피부가 빨개지고 심한 경우에는 물집도 생긴다.

(1) 햇빛에 의한 화상 예방

일광 화상을 입을 염려가 있으면 평소에 피부를 단련시켜 햇볕에 견딜 수 있는 보호피부를 만들도록 한다.

(2) 응급처치

만약 물집이 넓게 퍼졌으면 냉찜질 하고 병원으로 보낸다.

2) 약품에 의한 화상

산, 알카리 또는 그 밖의 화학약품에 의한 화상으로 신체의 조직이 손상되는 일이 있다. 약품이 직접 작용함으로써 입은 손상은 단순한 열에 의한 손상보다 더 심하다.

(1) 응급처치

약품화상은 즉시 그리고 계속적으로 많은 물로 피부에 묻은 약품을 씻어낸다. 약품에 젖은 의복은 벗든가 떼어버리고 상처에는 소독된 거즈를 붙인 다음 병원에 보낸다.

(2) 약품에 의한 눈의 화상

작업 중 눈 속에 약품이 튀어 들어가는 일이 있다. 그로 인하여 실명할 염려가 있으므로 많은 양의 물로 눈의 안팎을 깨끗이 씻고 소독한 거즈를 붙여서 환자를 곧 병원에 보낸다. 알카리성 약품에 의한 화상은 우유로 깨끗이 씻으면 효과적이다.

3) 과열에의 노출

실내나 실외에서 높은 열에 노출되면 열사병, 열성피로 및 열성경련 중의 한가지 상태를 나타내는 일이 있다.

환자나 술을 많이 마신 사람, 어린아이, 나이든 사람, 뚱뚱한 사람들은 과열에 대한 저항력이 약하다.

(1) 과열에 의한 노출 예방

인체는 높은 온도 속에서 일할 때에는 땀을 흘려 체열을 발산함으로써 자동적으로 체온의 균형을 유지할 수 있다.

인체는 매일 1.2～1.5ℓ의 물을 땀으로 발산한다. 땀을 흘릴 때에는 수분

뿐만이 아니라 염분도 없어지는데 이 때문에 열성피로, 열성경련 또는 일사병이 생긴다. 그러므로 더운 계절에는 염분을 더 많이 섭취하여야 하는 것이다.

피부에 땀이 나고 증발할 때에 체온을 잃는 것이므로 옷은 되도록 엷게 입을수록 좋다.

몹시 더운 곳에서 일하는 사람들은 간단하고 소화가 잘되는 음식을 먹어 음식물에 의한 체내의 열 생산을 억제시켜야 한다. 몹시 무더운 여름날에 노동하지 않으면 안 될 경우에는 하루 중 비교적 서늘한 시간에 일하도록 하며 머리를 가려서 머리 위에 햇빛이 직접 쪼이는 것을 피하고 간간히 쉬면서, 음주를 삼가야 한다.

4) 열사병

높은 열 혹은 일광의 직사에 의하여 생기며 특히 후자는 일사병이라고 부른다.

(1) 일사병의 증상

초기에 대개 두통, 현기증, 구토 등의 증상이 나타나고 눈앞이 어두워지고 입술과 피부가 마른다. 이러한 증상들에 뒤이어 곧 아래와 같은 증상들이 나타난다.

피부는 뜨겁고 마르며 얼굴색은 붉어지고, 맥박은 빠르고 강하며, 때로 체온이 섭씨 39~40도까지 올라가 최악의 경우에는 의식을 잃기도 한다.

몸은 흔히 허탈상태에 빠지고 인사불성에 이른다. 중환자의 약 25%는 사망한다.

(2) 응급처치

환자를 고열에의 노출로부터 될 수 있는 한 빨리 서늘한 그늘로 옮겨주고 옷을 벗기거나 느슨하게 하여주고 환자의 머리와 어깨를 조금씩 높여서 바로 눕히고 머리에 찬 물수건이나 얼음주머니 혹은 얼음을 대어준다.

그런 다음 환자의 몸을 얇은 이불이나 (흰)천으로 감고 찬 물을 몇 분간에 걸쳐 끼얹음으로써 환자의 몸을 식히며 심장을 향해서 사지를 문질러 혈액순환을 돕는다.

의식이 회복된 후에 냉수를 마시게 하고 환자를 병원으로 운반하는 도중에도 응급처치를 계속한다.

가장 주의할 점은 환자의 몸을 너무 급히 식히지 말고 때때로 응급처치를 중지하였다가 피부가 뜨거워지면 다시 식히도록 한다.

5) 열성피로

열성피로 역시 뜨거운 곳 특히 기관실, 주조장, 또는 부억같은 덥고 공기의 유통이 좋지 못한 곳이라든지 또는 일광직사에 의해 발생한다.

그 직접적인 원인은 땀을 흘림으로써 신체의 염분을 지나치게 잃게 되므로서 나타나는 현상이다.

(1) 열성피로의 증상

- 처음에 근육의 피로, 현기증, 구역질 등이 나타나며 걸음이 비틀거린다. 자꾸 구토하고 실금을 한다.
- 얼굴색은 창백해지고 전신이 식은땀으로 축축해진다.
- 맥박은 약하고 호흡이 얕으며 심한 경우에는 허탈 또는 무의식 상태에 빠진다. 이 무의식상태가 계속되면 사망하는 일도 있다.

(2) 응급처치

환자를 공기가 잘 통하는 곳으로 옮기고 머리를 수평 혹은 좀 낮게 눕힌 다음 잘 덮어 준다.

소금물(물 1홉에 소금 한 숟갈)을 마시게 한 다음 차나 냉수 같은 마실 것을 준다. 증상이 속히 회복되지 않으면 환자를 병원으로 이송한다.

6) 열성경련

높은 온도 속에서 과로하여 땀을 흘리면 염분이 많이 상실되는 까닭에 복부와 사지의 근육에 경련이 발생하는 것을 말한다. 경련은 열성피로의 정도에 따라 일어날 수도 있고 안 일어날 수도 있다.

(1) 열성경련의 응급처치

열성피로에 있어서와 마찬가지로 소금물을 마시게 하고, 경련이 발생한 근육을 맛사지 하면 대개의 경우 경련이 회복된다.

Chapter 11
동 상

정상적인 사람은 36.5 ~ 37℃의 체온을 유지하며, 더위나 추위에 대해서 신체를 보호할 수 있는 방어기전을 가지고 있다. 그러나 신체가 저온에 장기간 노출되게 되면 방어기전에도 불구하고, 체온을 유지하지 못하고 손상을 입게 되며 이러한 손상을 동상이라 한다.

한랭손상은 신체의 일부가 저온에 노출되어 발생하는 국소 동상과, 신체 전부가 저온에 노출되어 발생하는 저체온증으로 구별할 수 있다. 동상의 중증도는 온도, 노출시간, 주위환경 등에 의하여 결정된다. 즉, 보다 낮은 온도, 긴 노출시간, 말초혈관 질환 그리고 개방성 창상이 있는 경우 동상은 더욱 심해진다. 또한 수분은 공기보다 온도 전도율이 30배 정도 높기 때문에 습한 환경에서 체온하강이 더욱 빨라져 한랭손상이 보다 심해질 수 있다.

1. 체온의 소실기전 및 신체의 보상반응

(1) 전도(conduction)

전도는 신체의 한 부분에서 차가운 외부나 물체로 열을 직접 이동시키는 것이다. 예를 들어, 전도는 따뜻한 손으로 차가운 금속이나 얼음을 만지거나 접촉했을 때 발생한다. 또한 신체나 신채의 일부분이 체온보다 낮은 온도의 물에 잠겼을 때도 발생한다.

(2) 대류(convection)

대류는 신체표면으로부터 공기의 흐름에 의해 열이 소실되는 것이다. 추운 환경에서 얇은 옷을 입고 외부에 서 있는 사람은 대류에 의해서도 열을 잃을 것이다.

(3) 기화(evaporation)

액체가 기체로 전환하는 것을 기화라고 하며, 이러한 전환이 발생하는 과정에서 주위의 열에너지를 필요로 한다. 피부 표면으로부터 땀이나 물이 증발할 때 이러한 기화에 필요한 열은 신체에서 얻어진다. 이런 이유로 물속에 있다가 밖으로 나온 사람은 피부에서 물이 증발하면서 신체의 열을 잃게 되어 한기를 느끼게 된다.

(4) 호흡(respiration)

추운 환경에서 정상적인 호흡에서도 폐 속의 따뜻한 공기를 대기로 내뿜게 되어 체열을 잃게 된다.

(5) 복사(radiation)

열은 비록 물체가 서로 접촉하지 않더라도 항상 따뜻한 물체에서 보다 차가운 물체로 이동한다. 추운 방에 있는 사람은 복사에 의해 열을 잃게 된다.

체온 소실에 대응해 우리 신체에도 열 보존 및 열 생산의 기능이 있다. 열은 말초혈관 수축에 의해 보존될 수 있고 추위를 느끼면 옷을 더 입는다던지 하는 행동의 변화에 의해 체온을 보존할 수 있게 된다.

열 생산은 크게 두 가지로 나눌 수 있는데, 추위를 느끼면 몸을 떨어서 열을 생산하는 방법과 몸떨림과는 관계없이 체내에 부신수질이나 갑상선에서 호르몬 등의 생산을 늘려 대사속도를 증가시킴으로써 체내 열을 생산하는 방법이 있다. 통상적으로 이러한 체온조절의 기능은 뇌의 시상하부(hypothalamus)에서 관장한다.

2. 국소 동상

국소 한랭손상은 주위 온도가 빙점(0℃)을 기준으로 분류되며, 빙점 이상의 온도일지라도 습기의 정도에 따라서 다시 분류한다. 특히, 추위나 바람으로부터 절연이 되지 않는 환경, 꼭 조이는 의복이나 신발, 혹은 순환계 질병에 의한 혈액순환의 장애, 피로가 동반된 경우, 영양상태가 나쁜 경우, 알콜과 같은 약물남용이 있을 때 국소 손상이 잘 유발된다. 국소 국소 동상은 다음의 3가지 형태로 분류한다.

1) 상해

가장 경미한 한랭손상이며 동상의 연장선상에 있다고 보면 된다. 손상 입은 신체부위는 초기에 통증, 저림, 그리고 창백한 피부를 나타내는 것이 보통이다. 재가온으로 정상화될 수 있으며, 조직의 손실은 발생되지 않는 것이 보통이나, 만약 상해가 수년간 반복되면 지방층의 소실이나 위축을 초래할 수 있다.

2) 동상

빙점 이하의 온도에서 장시간 노출시 발생한다. 동상은 조직괴사와 함께 혈관손상도 동반된다. 조직 내에 얼음결정이 형성되며 미세한 혈관의 폐쇄가 나타난다. 동상의 중증도는 다음과 같이 분류한다.

동상의 중증도 분류

분류	손상 범위	증상
1도	피부의 부분적 손상	· 일시적인 찌르는 또는 타는 듯한 통증 · 일발적, 부종, 충혈 · 일가끔 표피탈락 및 발한 · 일수포나 괴사는 없음
2도	피부의 전층 손상	· 일저린 증상 · 일발적, 부종, 깨끗한 수포 형성 · 일검은 가피 형성
3도	피부의 전층 손상 피하조직의 손상	· 일처음에는 감각이 없으며, 조직이 나무토막처럼 느껴짐 · 일나중에는 쿡쿡 쑤시는, 타는 듯한, 쓰리는 또는 박동성의 통증 · 일혈성 수포 형성 및 청회색의 피부 변색 · 일피부 괴사
4도	피부의 전층 손상 피하조직 및 근육, 뼈까지 손상 파급	· 일처음에는 축축하면서 적갈색을 띠다가 · 일결국에는 건조해지면서 검게 변한다. · 일부종은 거의 없음 · 일관절의 불편감

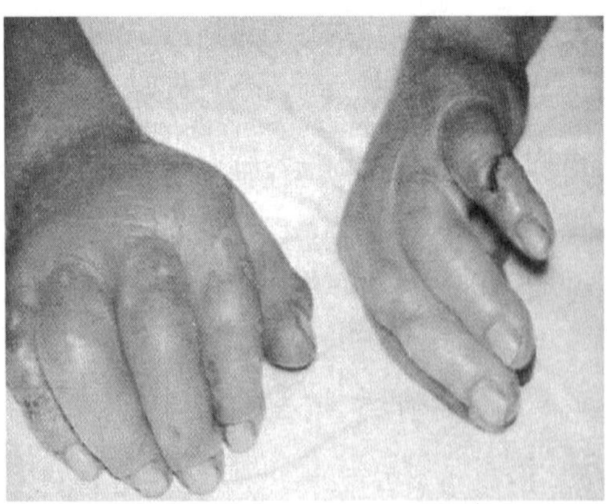

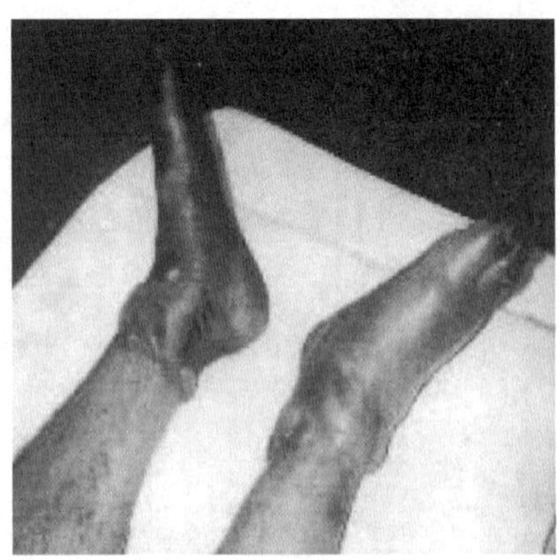

3) 비결빙 한랭손상

(1) 참호족 혹은 침수족

습기가 많고 차가운(빙점보다 조금 높은 1.6~10℃) 대기에 만성적으로 노출됨으로써 혈관내피 세포의 손상, 울혈 그리고 혈관폐쇄로 일어나는 손상이다. 주로 군인, 뱃사람에게 잘 생기며, 비록 피부가 검게 될 수 있으나 심층조직의 손상은 없는 경우가 많다. 손상부위가 처음에는 차고 무감각하지만, 24~48시간이 경과되면 통증과 함께 화끈거리고, 부종, 수포형성 및 궤양으로 진행된다. 또한 합병증으로 감염이나 조직괴사가 일어날 수 있다.

(2) 동창

만성적으로 습하거나 건조한 차가운 대기에 반복적으로 노출시 빌생한다. 등산가나 어부의 안면 및 상하지에서 흔히 관찰할 수 있다. 특징적으로 가렵고 적·보라색 피부를 나타내며, 통증성 궤양이나 피하출혈이 일어날 수 있으며 시간이 경과함에 따라 가피형성, 섬유화, 위축으로 진행된다.

(3) 국소 한랭손상 및 저체온증 방지를 위한 응급처치

- 젖었거나 꼭 조이는 의복, 양말 및 신발류를 제거한다.
- 소독된 마른 거즈와 따뜻한 담요로 손상부위를 감싼다(특히, 환자의 머리도 감싼다).
- 손상된 사지는 거상한다.
- 환자를 축축한 곳이나 차가운 곳에 위치시키지 않는다(열전도에 의한 체온손실의 방지).
- 환자의 주위에 바람막이를 세우거나 바람이 없는 장소로 옮긴다(대류에 의한 열손실 방지).
- 환자에게 뜨거운 음료수를 마시게 한다.
- 되도록 현장에서는 손상 부위에 직접적인 가온 처치는 하지 않지만, 불

가피한 경우에는 손상 부위를 40℃ 정도의 따뜻한 물에 담그게 한다(단, 다시 추운 환경에 노출되면 안됨).

- 치료가 가능한 병원으로 후송

(4) 현장에서 국소 한랭손상의 처치시 주의점

- 손상된 부위가 최소한으로 외부의 물리적 자극을 받지 않도록 한다(조직내 얼음결정에 의해 손상이 가중화됨).
- 손상 받은 조직을 문지르지 않는다.
- 동상으로 손상된 발쪽으로는 무게가 실리지 않도록 한다.
- 만약 환자가 병원에 도착하기 전에 다시 손상부위가 추운 환경에 노출될 가능성이 있다면 뜨거운 물에 손상부위를 담그는 행위를 해서는 안된다(손상부위가 다시 결빙되면서 조직손상이 가중화됨).
- 난로나 모닥불과 같은 건조한 열을 이용해 손상부위를 가온하면 안 된다(손상 받은 조직을 건조하게 하며, 정확한 온도도 알 수 없고 오히려 열화상을 입을 우려가 있다).
- 아주 극단적인 경우, 예를 들어 탈출하는데 상당한 시간이 소요되며, 동상을 입은 환자가 오랜 시간을 걸어야만 하는 경우 동상 부위를 그대로 두는 것이 오히려 낫다. 섣불리 가온을 할 경우 환자는 발에 극심한 통증을 느낄 뿐만 아니라 가온과 결빙 상태가 반복되면 조직 손상이 가중화된다.
- 동상에 있어서 수포의 처치는 논란이 많은 상태이다. 현장에서 가온된 발로 걸어야 할 경우, 손상된 발의 수포는 어쨌던 터트려 주는 것이 좋다. 현장에서 깨끗한 수포를 제거하는 것에 대한 문제는 연구의 부족으로 논란이 많으나, 반대로 혈성 수포는 절대 현장에서 배액해서는 안된다.

3. 전신 동상(저체온증)

저체온증은 핵심체온이 35℃ 이하인 경우를 말한다. 저체온증의 정확한 분류를 위해서는 신체의 심부에서 핵심체온을 측정해야 하는데, 경식도 소식자를 이용하여 측정하는 것이 가장 정확하지만, 여건에 따라서는 직장온도를 이용하기도 한다. 저체온증은 중증도에 따라 체온이 32~35℃인 경증, 28~32℃인 중등도와 28℃이하인 중증으로 구분할 수 있다. 그러나 외상환자의 경우 정상인보다 훨씬 저체온증에 빠지기 쉽고, 경증의 저체온증도 환자에게 매우 해로운 영향을 미칠 수 있으므로, 핵심체온이 36℃ 이하인 경우를 저체온증으로 32℃ 이하인 경우를 중증 저체온증으로 간주한다.

1) 저체온증의 원인

노약자나 소아는 체온조절기능이 미약하여, 주위 환경에 의하여 쉽게 저체온증에 빠질 수 있다. 또한 쇼크 상태의 환자도 저체온증이 발생할 가능성이 높다. 미국의 경우는 저체온증의 가장 흔한 원인을 음주나 약물복용에 의한 것으로 보고한다. 술은 혈관을 확장시키며 중추신경계 억제작용이 있어서 추위를 잘 느끼지 못해 그에 따른 적절한 대응 역시 어렵게 한다. 저체온증은 추운 겨울에만 발생하는 것이 아니라 16~21℃ 이하의 온도에서도 발생할 수 있다. 바람이 부는 날에 비를 맞을 경우 16~21℃의 온도에서도 충분히 저체온증이 나타날 수 있다. 그 외에도 여러 가지 원인으로 저체온증이 발생할 수 있으며, 저체온증의 원인은 다음과 같다.

- 환경적 원인에 의한 경우
- 내분비계 이상(뇌하수체 기능저하증, 갑상선 기능저하증, 부신기능저하증, 저혈당)
- 중추신경계이상(두부외상, 뇌종양, 뇌졸중)

- 약물(술, barbiturate, phenothiazine)
- 기타(패혈증, 화상, 피부질환)

2) 저체온증의 증상

저체온증의 임상증상으로는 체온저하와 함께 의식수준이 떨어지는 것이다. 피부색은 회색이나 흰색으로 나타나며 생체징후는 다양하게 나타난다. 특히 호흡 및 심박동이 상당히 미약하며, 주의 깊게 관찰하지 않으면 호흡정지나 심정지 상태로 오인하게 된다.

저체온증의 초기에는 호흡이 빨라지지만 체온이 하강함에 따라 점차 호흡이 느려지게 되고, 기침 및 구역반사가 둔화됨으로써 나중에는 한랭으로 인한 기관지루에 의해 폐렴이 발생한다.

저체온증은 이뇨를 유발하여 저체액성 쇼크를 일으킬 수 있으며, 횡문근융해에 의한 마이오글로빈뇨를 유도하여 신부전증을 초래할 수도 있다. 그리고 저체온증으로 혈액점도가 증가하여 혈전증이나 색전증이 발생하기도 하며, 췌장염이나 간기능 장애도 유발될 수 있다.

(1) 저체온증 환자에서 체온에 따른 양상

- 32~35℃(오한,말초혈관 수축, 빈맥, 과호흡, 대사량 증가)
- 28~32℃(호흡수 감소, 오한소실, 의식장애, 서맥, 부정맥, 대사량 감소)
- 28℃ 이하(서맥, 저혈압, 혼수, 심실세동, 무수축)

3) 저체온증의 응급처치

필요한 경우에는 ABC에 입각하여 응급처치를 현장에서부터 시행한다. 특히 체온이 28℃ 이하일 경우에는 호흡 및 맥박이 미약하여 심정지로 오해할 수 있으며, 앞서 언급한 것과 마찬가지로 저체온증 환자의 심근은 불안정 상태이므로 환자를 다루는데 있어서 세심한 주의가 필요하다. 즉 불필요한 심장압박은 부정맥을 유발시킬 수 있으며 오히려 환자의 상태를 악화시킬 수 있다. 그러므로 저체온증 환자에서는 맥박의 유무 혹은 심장박동의 유무를 판정하기까지 1~2분을 사용하더라도(보통 30~60초) 정확히 환자의 상태를 인지하여 불필요한 자극이나 심장압박을 피해야 한다.

춥거나 비가 오는 환경에서 발생한 저체온증 환자는 즉시 응급차량이나 가까운 실내로 옮기며 이 때 환자의 심근은 불안정한 상태임을 항상 염두에 두고 한자의 움직임을 최소화하며 운반하며 운반 중 환자의 자세는 수평을 유지해야 한다.

환경적인 요인에 의해 발생한 저체온증 환자의 경우, 의복을 제거하고 따뜻한 담요로 감싸야 한다. 모든 저체온증 환자는 집중적인 감시가 필요하며, 동반된 약물중독, 당뇨병, 패혈증 및 기타 질환의 동반여부를 신속히 조사한다. 저체온증 환자 중에는 특히 만성 알콜중독 환자가 많다.

저체온증 환자는 호흡이나 심박동이 매우 미약하므로 사망 여부를 판별하기가 상당히 어렵다. 저체온증 환자에서 심정지가 발생해도 신경학적 후유증 없이 완전히 회복될 수 있으므로 체온이 32℃ 이상으로 회복되기 전까지는 환자를 포기하지 말고 적절한 응급처치를 계속 시행하여야 한다.

저체온증 환자에서 기본 인명구조술시 주의할 점

- 약간의 자극에도 심실세동이 발생할 수 있으므로 환자의 체위를 바꿀 때에도 주의한다.
- 저체온증 환자에서는 심박조율수가 매우 느리고 말초혈관이 수축되어 있으므로, 맥박을 확인할 때에는 30~45초 동안 경동맥을 촉지하여야 한다.
- 맥박이 있는 환자는 흉부압박에 의해 심실세동이 유발될 수 있으므로 심실박동수가 느리더라도 흉부압박을 하지 않는다.
- 지속적인 체온의 손실을 막기 위해 젖은 의복 등을 제거하고 담요 등으로 환자를 싸주어야 하며, 따뜻한 산소를 흡입시킨다.

- 환자를 이송할 때는 환자를 수평자세로 유지하여야 하며, 환자의 머리가 심장의 위치보다 높아지지 않도록 한다.

4) 저체온증 환자의 재가온법

환자의 체온이 30℃ 이상에서는 부정맥이 거의 발생하지 않으므로, 수동적 외부 재가온이 바람직하다. 또한 서맥, 심방세동이 나타나지만 생체징후가 안정된 경우에는 체온이 매우 낮더라도 수동적 외부 재가온법을 이용하는 것이 바람직하다.

(1) 수동적 외부 재가온법

경증의 저체온증(32~35℃)에서 이용되는데, 따뜻한 담요와 의복을 입히고 더운 실내에서 치료하는 방법이다.

(2) 능동적 핵심 재가온법

32℃ 이하의 저체온증에서 주로 이용하며, 1시간에 1~2℃씩의 체온상승을 목표로 한다. 방법은 40~45℃ 수액을 이용하여 신체내부를 세척하는 방법, 수액을 따뜻하게 해서 정맥 주입하는 방법, 그리고 혈액 자체를 덮여서 투여하는 혈액투석 재가온법 등이 있다.

(3) 능동적 외부 재가온법

40~45℃의 욕조에 환자를 담그거나, 전기담요를 이용해서 체온을 올리는 방법 등을 이용하는데, 이 방법은 체온상승보다 말초의 혈관확장이 선행되어 다음과 같은 대사성 산증의 악화, 심부 체온저하, 저혈압, 부정맥 등의 합병증이 발생하여 일반적으로는 잘 사용하지 않는 방법이다.

Chapter 12 흔히 일어나는 급한 병

급한 환자가 발생하였을 때 주위의 사람이 환자를 돌보아야 할 때가 많다. 환자를 의사가 처치하기 전까지 적절히 돌보아야 할 경우가 있고 의사의 지시에 따라 처치할 수 있는 경우도 있다.

1. 인사불성

인사불성은 여러 가지 원인에 의하여 생긴다. 흔히 대출혈, 호흡정지, 중독, 충격, 두개골골절, 뇌진탕, 일사병, 열 및 냉에 의한 손상 등과 뇌빈혈, 알콜 중독, 실신, 심장마비, 간질 등이 인사불성의 원인이 된다. 어린이에 있어서는 그 밖에도 여러 가지 원인이 있다.

인사불성 환자는 부분적으로 혹은 전적으로 자기 주위에서 생긴 일들을 알아차리지 못한다. 환자에게 부분적인 의식이 있으면 중얼중얼 하거나 또는 질문에 대하여 분명치는 못하나 대답을 하는 수가 있으며, 만약 환자가 완전히 의식이 없으면 아무런 대답도 못한다.

어떠한 경우라도 응급처치원은 인사불성이 된 사람을 흔들거나 소리쳐 깨우려고 하지 말고 환자를 전문의료 요원에게 인계하기 전까지 일반적인 처치를 한다.

인사불성의 원인이 무엇인가를 분별할 수 있는 충분한 증상이 나타났을 때에는 환자에게 좀 더 특수한 응급처치를 하여 준다.

원인을 알 수 없는 인사불성에 대한 일반적인 응급처치법과 원인이 분명한 인사불성에 대한 응급처치법에 대하여 설명한다.

1) 원인을 알 수 없는 인사불성에 대한 일반적인 응급처치

인사불성의 원인을 알 수 없을 때에는 환자의 상태(다음 세 가지 중의 하나)에 따라 처치한다. 항상 충격에 대한 응급처치를 잊어서는 안된다.

(1) 얼굴이 붉은 인사불성

주요 증상은 얼굴이 붉고 맥박이 강한 것이다.

- 환자를 바로 눕히고 머리와 어깨를 약간 높혀 안정을 시킨다.
- 목의 옷깃을 늦추어 주고 머리에 찬 물수건을 대어 식혀주고 전신을 잘 덮어 주어 보온에 힘쓴다.
  환자를 병원으로 보낼 필요가 있으면 눕힌 자세대로 주의하여 운반하고 만약 구토를 하면 얼굴을 옆으로 돌려준다.

(2) 얼굴이 창백한 인사불성

주요 증상은 얼굴이 창백하고 맥박이 약한 것이다.

- 충격에 대한 응급처치를 한다.
- 환자는 머리를 수평 혹은 약간 낮추어서 안정되게 눕히고 열을 가하여 보온한다.
- 환자를 옮길 필요가 있으면 눕힌 상태로 주의하여 조용히 옮긴다.

(3) 얼굴이 푸른 인사불성

얼굴이 창백한 인사불성의 증상 외에 호흡이 부전되어 얼굴색이 파래진 것이다.

- 응급처치로써는 구조호흡과 충격에 대한 처치를 한다.

2) 원인을 알 수 있는 인사불성에 대한 응급처치

인사불성의 원인이라고 생각되는 손상을 발견하더라도 뇌의 손상, 간질병 또는 술에 취한상태와 혼동하지 않도록 조심한다.

숨을 내쉴 때 술 냄새가 나는 인사불성이라고 해서 간단히 술에 취하였다고 단정하여서는 안된다. 자기의 몸을 가누기 힘들 만큼 취한 사람이 낙상을 겸하여 머리에 심한 부상을 입고 술에 취한 것과 같은 인사불성이 될 수도 있다. 술냄새가 난다고 하여 심한 머리 손상이나 간질병을 그냥 넘겨 버리는 수가 있다. 인사불성의 원인을 정확히 구별할 수 없을 때는 뇌일혈이나 두개골 골절 환자로 보고 응급처치 한다.

(1) 뇌일혈

뇌일혈은 흔히 40세이상 된 사람에게 갑자기 일어나며 대개 혈압이 높은 사람의 뇌혈관 중의 약한 부분이 터짐으로써 발생된다. 흥분이나 과로가 그 원인이 될 때가 많다.

뇌 속의 혈관이 터져 흘러나온 피로 말미암아 두개골 내에서 뇌에 대한 압박이 커진다. 그 결과 인사불성이 되고 압박을 받는 뇌의 부위에 의하여 조절되는 신체부분이 마비된다.

① 증상

- 얼굴색이 대개 붉어지고 때로는 회백색이 된다.
- 맥박은 강하며 느리고 환자를 전혀 의식이 없고 한쪽 눈동자가 다른 한쪽의 것보다 크며 입은 마비로 인하여 한쪽으로 쏠리고 반신이 마비되며 호흡이 깊어진다.

② 응급처치

환자의 머리와 어깨를 약간 높여준다. 목의 옷을 느슨하게 하여주고 찬 물수건이나 얼음 주머니를 머리에 대어 준다.

환자를 절대 안정시키며 따뜻할 정도로 덮어주고 음식물은 아무것도 주지 말고 가능하면 의사의 왕진을 청하는 것이 좋다.

(2) 알콜중독

① 알콜 중독의 증상

- 숨을 내쉴 때 술 냄새가 난다.
- 중독의 정도에 따라 전혀 의식이 없을 때도 있고 일부분 의식이 있을 때도 있다.
- 얼굴색은 처음에는 붉어지나 나중에 창백하여 지며 맥박도 처음에는 강하나 약해진다.
- 양 눈동자가 커지고 환자는 깊은 잠에 빠진 듯이 호흡을 한다.

② 응급처치

술에 취한 사람은 보통 몇 시간 자고 나면 깨어난다. 그러므로 취한 사람이 자고 있는 동안은 응급처치 할 것이 없다. 만약 환자가 독이 있는 술이나 변질된 술을 조금이라도 마신 것 같으면 그의 위를 씻어내기 위하여 병원에 데려가는 것이 가장 좋다.

호흡이 멈추면 구조호흡을 하고 환자가 의식을 잃고 얼굴이 창백하고 맥박이 약하면 혈액순환이 잘 되도록 사지를 동체를 향하여 문질러 주며, 가온하고, 환자가 음식을 삼켜서 넘길 정도로 정신을 차렸으면 다량의 액체를 마시게 하여 구토를 시켜 위 속을 씻어 내고 뜨거운 물이나 차를 마시게 한다.

(3) 졸도

기절해서 넘어지는 현상의 직접적인 원인은 뇌의 혈액순환이 불충분하여 뇌빈혈이 일어나기 때문이다. 흔히 빈혈, 기아, 피로, 좁은 장소에 오래 있을 때, 내출혈, 심하게 아프거나 나쁜 소식을 들었을 때의 마음의 충격 등이 원인이 된다.

① 졸도의 예방

증상이 나타나면 환자의 머리를 낮춰서 눕히면 넘어지는 것을 예방할 수 있다.

장소가 누울 수 없는 곳일 경우에는 선 자세로 허리를 앞으로 굽히고 머리를 양 무릎사이까지 내려 피가 뇌로 많이 흐르도록 함으로써 졸도를 방지 할 수 있다. 졸도로 땅 위에 넘어지면 졸도 외에 다른 손상을 입을 염려가 있으므로 졸도를 예방하는 것이 중요한 일이다.

② 졸도의 증상

- 얼굴색이 창백해지고 이마에 땀이 흐른다.
- 호흡이 얕고 맥이 대개 약하며 느려진다.
- 환자는 현기증이 난다고 말하며 실신한다.

③ 응급처치

환자의 머리와 몸을 수평으로 눕히고 다리를 높여준다.

옷깃을 느슨하게 하여 뇌로 피가 잘 흐르도록 하면 대개 잠시 후에는 회복된다. 환자의 의식이 회복되면 차나 물을 많이 마시게 한다. 그러나 인사불성이 계속되면 환자를 따뜻하게 하여주고 이송한다.

(4) 심장마비

언제 어디서 심장마비 환자를 만나게 될지 모른다. 심장마비가 되면 의식은 있는 데도 불구하고 갑자기 죽는다.

심장마비의 증상은 그 원인에 따라 각각 다르지만 세 가지로 나누어 설명하면 다음과 같다.

① 심장마비의 증상

- 인사불성과 비슷한 상태로서 환자는 맥박이 약하고 안색은 창백하며 의식이 있기도 하고 없기도 하다.
- 심장부분이 아픔을 깨달을 수도 있고 깨닫지 못할 때도 있다.
- 몸이 부으면 보통의 기절이 아닌 것을 가려낼 수 있을 것이다.
- 특징 있게 아픈 상태로서 환자는 대개 흉골 뒤의 심장 부위가 몹시 아파서 고민하며 죽음에 대한 공포심을 갖는다.
- 호흡곤란이 특징인 상태로서 환자는 얼굴이 빨개지고 누워서는 호흡이 불가능 하다. 대개 앉거나 서서 몸을 앞으로 구부린 자세로만 호흡을 할 수 있다고 한다.

② 응급처치

이상 세 가지 경우에 있어서는 환자를 절대로 안정시키고 의사를 즉시 부른다.

인사불성과 특징 있게 아픈 상태의 증세가 있을 때에는 환자를 눕혀라.

호흡곤란의 경우와 같이 환자의 호흡이 곤란하면 벽면에 기대어 앉게 하고 환자가 원하는 대로 되도록 숨 쉬기 편하게 하여 준다.

모든 경우에 환자가 따뜻하도록 충분히 덮어 줄 것이며, 뜨거운 차나 물을 마시게 한다. 환자를 안심시켜 두려움을 느끼지 않도록 하고 환자 자신이 심장 마비에 대비한 약품을 가지고 있을 때가 있으므로 그러한 약을 지니고 있으면 그 약을 먹도록 도와준다.

(5) 간질

이 병은 아무런 예고도 없이 갑자기 일어난다. 때로는 본인이 발작이 일어날 것을 미리 아는 수도 있으나 발작을 막을 아무런 방법이 없다.

① 간질의 증상

- 처음에는 얼굴색이 창백하여지고 눈이 뒤집히며 때로는 환자가 이상

한 큰 소리를 지르며 의식을 잃고 땅바닥에 쓰러진다.

- 근육에 경련이 심하고 환자의 얼굴색이 파래지며 입에서 거품이 나온다.
- 환자가 실금(무의식 중에 대소변을 본다)하는 수가 많다.
- 발작은 일반적으로 불과 수 분간 계속된 뒤 퍼런 기가 가시며 인사불성 상태에 들어가거나 혹은 회복된다. 그러나 발작이 더 길게 계속되는 수도 있다.

② 응급처치

경련 환자에 있어서 가장 위험한 것은 발작 중 당하는 부상이다. 그러므로 이를 예방하기에 노력하여야 한다. 그렇다고 근육의 경련을 막으려고 환자를 붙잡거나 하여서는 안 되며 다만 환자의 부상을 예방한다. 그러기 위하여서는 부드러운 물건을 환지의 머리와 어깨의 밑에 넣어주고 주위의 물건들을 치운다. 음료는 주지 말고 환자가 의식을 잃고 안정되게 있거나 잠이 들어 있을 때에는 회복할 때까지 그대로 둔다. 만약 깨우면 발작이 재발되는 수가 있다. 심한 부상이 없는 이상 발작만으로는 생명의 위험성이 없다.

(6) 어린이의 경련

이는 여러 가지 원인에 의해 일어난다. 흔한 원인은 급성소화 불량증, 열, 비타민 결핍 등이다.

① 어린이 경련의 증상

- 발작은 대개 예고 없이 일어나며 불안과 짜증 그리고 눈과 얼굴의 근육이 경련하기 시작한다.
- 온몸의 근육이 움직이며 발작 중에는 신체가 뻣뻣해지는 때도 있다.
- 처음에는 얼굴색이 창백하며 후에 파랗게 변한다.
- 경련은 반시간 이상 계속되는 일이 드물고 그 후에는 정신을 잃어 거의 죽은 것과 같은 상태에 빠지게 된다.

② 응급처치

옷깃을 느슨하게 하여 주고, 경련이 곧 멈추지 않으면 더운 물수건을 대어 준다.

어린이의 옷을 전부 벗기고 체온과 비슷한 더운 물에 넣어서 큰 타올이나 헝겊으로 몸을 싸준다. 이 때 응급처치원은 자신의 주관절(팔꿈치)안쪽에 잠시 물수건을 대어 보아 온도를 조절한다. 동시에 환자의 머리에는 찬 물수건을 대어 준다. 경련 끝에 환자의 얼굴색이 파랗게 질리고 호흡이 잠시 중단되는 때가 있다. 이 상태가 계속되면 구조호흡을 시작한다.

움직이면 경련이 다시 일어나는 수가 있으므로 되도록 환자를 안정시킨다. 중병의 시초에 경련을 일으키는 일이 있으므로 환자는 안정시켜 자리에 눕혀 보온하면서 의사에게 보이도록 한다.

2. 복통

복통은 일상 흔히 겪는 것으로써 여러 가지 원인에 의하여 일어난다. 그 중 시각을 다투는 위험한 경우도 적지 않으므로 특히 복통이 심하고 허약, 구토 혹은 토기가 있는 환자를 발견했을 때에는 곧 의사의 진찰을 받도록 한다.

1) 맹장염

(1) 맹장염의 증상

- 충수염이라고도 하며 구토 또는 토기가 있고 배의 전부 혹은 아랫배가 몹시 아프다.

(2) 응급처치

즉시 환자를 자리에 눕히고 절대 안정을 시킨다. 설사약이나 음식물을 절대로 주지 말고 아픔을 조금이라도 덜어주기 위하여 얼음주머니나 찬 물수건을 맹장 부위에 대어준다.

3. 탈장

서혜부 바로 위로 좌우 양측 하복부에 저항이 약한 부분이 한 곳씩 있다. 사람에 따라서 그곳이 매우 약해서 기침을 심하게 하든가 무거운 물건을 무리하여 들든가 뛰어오르든가 그 밖에 갑자기 힘을 쓰는 육체적 활동을 할 때 약한 부분의 근육 사이로 내장이 불쑥 나오는 수가 있는데 이것을 탈장이라고 한다. 이 밖에는 배꼽이나 복부의 수술한 자리 등에서 탈장이 생기는 일이 있다.

1) 탈장의 증상

- 탈장을 일으키는 부위가 갑자기 붓는다.
- 대개는 바로 눕히면 가라앉으나 때로는 아무리해도 들어가지 않는 것도 있다.
- 대개는 심하게 아프다.

2) 응급처치

환자를 바로 눕힌다. 서혜부의 탈장이 본래의 상태대로 회복되지 않으면 환자를 엎드리게 하고 무릎을 구부려서 가슴에 대고 볼기를 쳐들도록 한다. 그런 다음에 환자를 바로 눕히고 탈장이 들어갔든 안들어갔든 간에 탈장된 곳에 찬 물수건을 대준다.

환자를 옮겨야 할 경우에는 운반하는 도중에도 누운 자세로 이동한다.

4. 딸꾹질

1) 딸꾹질의 증상

- 딸꾹질은 횡경막의 경련성 수축에 의하여 생기며, 경련 상태에 있는 기관 속으로 공기가 급하게 끌려 들어감으로써 딸꾹질에서 보는 이상스러운 소리가 나는 것이다.
- 때로는 먹는 음식물(특히 술)이 딸꾹질의 원인이 되기도 하고 순전히 신경성 원인에 의하는 수도 있다.

2) 응급처치

가벼운 것은 숨을 한참동안 멈춰 횡경막의 경련을 멎게 함으로써 낫게 할 수 있고, 냉수를 조금씩 천천히 마시든가 혀를 1~2분동안 자기의 손으로 되도록 앞으로 빼내고 있음으로써 낫는 수가 있다. 여러 가지 방법으로도 낫지 않고 계속되면 의사에게 간다.

5. 두드러기

1) 두드러기의 증상

- 두드러기는 갑자기 피부에 울긋불긋한 것이 돋는 일종의 피부병이다.
- 두드러기가 일어난 곳은 보통 그 주위의 피부색보다 더 붉고 가려움이 심하다.
- 두드러기가 이틀 이상 계속되는 일은 드물다.
- 대개 특정한 음식물에 대하여 특이한 체질을 가진 사람에게 이런 현상

이 나타난다.

2) 두드러기의 예방 및 응급처치

두드러기의 원인이 되는 음식물을 알아 그 음식물을 먹지 않는다.
두드러기가 돋는 부분에 탄산아연수를 바르면 가려움이 가라앉는다.
탄산아연수를 얻을 수 없으면 식용 소다수를 쓰고, 의사에게 보인다.

6. 귓속의 이물

아이들의 귓속에 콩, 팥, 단추, 작은 돌맹이 등 이물이 들어가는 수가 있다. 콩, 팥 등은 귓속의 습기를 받아 부풀면 빼내기가 곤란해진다. 이 밖에도 파리 또는 다른 벌레들이 귓속에 들어가는 일도 있다.

1) 응급처치

귓속의 이물을 바늘이나 철사 같은 것으로 빼내려고 하면 귀를 손상시킬 위험성이 크므로 그런 행위는 하지 않아야 한다.

귓속에 벌레가 들어갔을 때는 기름을 귓속에 찍어 넣음으로써 죽일 수 있다 어떠한 경우에라도 귓속에 들어간 이물은 의사만이 빼내도록 한다.

7. 귀의 통증

이청도의 질병 및 유취 돌기염은 대개 귀에 통한 코 및 인후로부터 감염이 발생되며, 코를 세게 푸는 것은(특히 양쪽 콧구멍을 동시에 막고 코를 풀면)

이관(耳管)에 압박을 주어 통증을 일으킨다.

1) 응급처치

귀의 통증은 대개 아픈 쪽 귀를 따뜻하게 하여주면 멎는다. 즉, 따뜻한 소금주머니나 물주머니를 댐으로서 멈출 때도 있다.

귓병이 아무리 가볍거나 또는 잠시 아픔이 없더라도 꼭 의사의 진찰을 받는다.

8. 치통

치통은 보통 음식물 찌꺼기가 충치 사이에 끼어서 일어나며, 그 밖에는 치은염이나 신경성 원인으로 일어난다.

1) 치통의 예방 및 응급처치

칫솔로 이를 깨끗이 닦고 1년에 한 두 번 치과를 찾아가, 아무리 조그마하게 파인 곳이라도 고치고 혹은 잇몸의 가벼운 증상도 치료를 받음으로써 예방할 수 있다.

치통이 낮에 일어나면 즉시 치과에 가면 되나, 밤이나 치과가 없는 곳이면 응급처치를 하여야 한다.

만약 이에 구멍이 생겼으면 핀 등의 끝에 깨끗한 약솜을 말아 구멍속을 닦아내고 그 후 될 수 있는 한 속히 치과에 가도록 한다.

구멍이나 파인 곳이 없는 치통은 더운 물수건이나 또는 찬 물수건을 턱에 대어 주면 아픔이 멎을 수 있다. 어느 것이 더 효과적인가를 알기 위하여 두 가지를 다 써 보도록 한다. 아픈 것이 그치더라도 꼭 치과에 가는 것이 좋다.

9. 강직

강직은 몹시 심한 활동에 의하여 근육이나 건이 손상되는 상태를 말한다. 이 손상에 있어서 건이 지나치게 당겨지거나 혹은 견디다 못해 터져서 갈라지는 경우가 있다. 부자연스러운 자세로 오랫동안 노동을 하거나 또는 너무 무리한 활동을 할 때 발생한다.

1) 강직의 증상

- 부상당한 뒤 몇 시간 동안은 그 상처를 잘 움직일 수가 없고 매우 아프다.
- 허리나 등이 뻐근해서 일어서거나 걸으려면 심한 통증을 느낀다.

2) 응급처치

부상당한 근육의 안정이 필요하다.

가온으로 아픔을 가라앉힐 수가 있다.

상처 부근의 근육을 문지르면 긴장이 풀어지고 혈액 순환이 잘 된다.

10. 타박상

타박상은 외부로부터 폭력에 의하여 생기며 피부 조직이 상하고 거기에 있는 작은 혈관이 파손된다.

타박상은 신체의 어떤 부분에든지 생길 수 있다.

파손된 혈관에서 나온 피가 조직 속으로 스며들어 피부가 붓고 변색한다.

1) 타박상의 증상

- 대부분의 경우에 있어서 피부는 터지지 않으나 아프고 부으며 변색한다.

2) 응급처치

대개는 응급처치가 필요치 않다. 그러나 얼음 또는 찬물 찜질을 하면 변색을 예방하고 붓는 것을 억제하며 아픔을 덜어줄 수가 있다. 만약 피부도 손상되었으면 이에 대한 응급처치도 한다.

Chapter 13

수상안전

사람은 누구나 물과 수영에 대한 어느 정도의 기초지식을 가지고 있다. 만일 물이 사람의 입과 콧구멍을 일정한 기간 동안 덮어 버린다면 수초 또는 수분 동안에 그는 질식하여 사망하게 될 것이다. 뿐만 아니라 사람이 물 속에서 피로와 신체의 노출로 지치지 않고 머무를 수 있는 시간의 길이에도 그 사람의 체온과 인내력에 따라서 한도가 있다는 것을 알게 되었다.

어떤 사람은 물 안에서 몇 분밖에 견디지 못하는데 반하여 또 어떤 사람은 별 곤란 없이 몇 시간동안을 머무를 수 있다. 사람이 깊은 물 안에서 운동을 하고 익사하지 않으려면 먼저 수영하는 방법을 배워야 한다는 것이 일반적인 상식이다. 어떤 기록을 보아도 사람이 수영에 관한 능력이나 연습이 전연 없이 깊은 물 속에 뛰어 들어 헤어갔다는 사실은 없다. 수영을 할 줄 모르는 사람이 깊은 물에 빠졌을 때에 필사적으로 노력하여 잠시 동안 머리를 물위에 나오도록 하고 또 경우에 따라서는 실제로 어느 정도 전진가지 할 수 있다는 것도 사실이다. 그러나 그것은 애써 노력하지 않고서는 되는 것도 사실이다. 그러나 그것은 애써 노력하지 않고서는 되는 것이 아니며 노력은 오랫동안 계속될 수는 없는 것이다.

수상안전에 필요한 지식은 주로 어떤 때에 어떤 장소에서 얼마나 오랫동안 수영할 것인가를 아는 것이다. 안전을 위한 기술이란 수영자를 괴롭히는 위험한 상태에 대처하기 위한 기술을 의미한다.

1. 수영하기에 적합한 시기

어느 때가 수영하기에 적합한 계절인가에 대하여서는 별로 문제가 안 된다. 연중 사용할 수 있는 풀이나 물의 온도가 높고 기온의 차이가 적은 남위수역에 있어서 수영을 하고 싶은 사람은 언제든지 사용할 장소만 있으면 수영을 할 수 있다. 그러나 우리 나라에 있어서는 대부분이 수영할 수 있는 기간은 여름철의 몇 달 동안에 제한되어 있다. 중위지역에 있어서는 수영의 계절은 5월 하순으로부터 9월초까지 적합하다. 그러나 대체로는 7월부터 8월까지로 수영시기가 제한된다.

이 밖에 수영하기에 적합하다고 생각하는 온도의 한계가 제한되어 있는 것을 살펴보는 것도 흥미 있는 일이다. 대부분의 수영자들은 21~26도까지의 물의 온도를 좋아한다. 그 이상인 온도의 물에서 수영하는 사람도 물론 많이 있지만 그런 온도의 물에서는 기운이 빠지게 되는 경우가 많다. 그러나 물의 온도가 20도 이하가 되면 수영을 할 생각을 갖는 사람은 별로 많지 않다.

그런 사람들은 대체로 찬물에서 수영하기에 숙달된 강건한 사람들이다 물의 온도가 15도쯤 되면 뛰어들어 갈 때에 선뜻한 기분을 갖게 된다. 그러나 몸의 온도를 빼앗아 에너지가 손실되기 때문에 얼마 안되어 피로의 상태에 빠지게 된다.

이른 여름에 익사 사고가 발생하는 것은 대부분이 물의 온도가 낮고 몸의 상태가 양호하지 못한 데 기인된다. 늦은 봄이나 혹은 이른 여름에 날씨가 특별히 좋은 때에는 언제든지 수영을 할 유혹을 느끼고 수영하러 가는 사람들이 있다. 그러나 물은 차서 수영에 부적당하고 또한 그들은 겨울 동안 수영을 못하였기 때문에 수영에 적응하는 신체상대는 좋지 못하다.

피부에 접촉되는 차가운 물에 자극을 받아서 평상시보다는 더 힘을 들여 수영을 하여야 하며 또 작년 여름이 끝날 무렵에 수영했던 역량을 믿고 대개는 수영할 거리를 정하기 때문에 그 전의 일만 생각하고 지각없이 언덕으로

부터 멀리 헤어나가 깊은 물로 들어갔다면 급격한 에너지의 소모에 따른 피로로써 결국 생명이 위험하게 될 것이다.

주간의 수영시간은 바람이 막히고 볕이 잘 드는 풀에서 수영한다면 특별히 중요한 문제가 없으므로 한 가지만 주의하면 된다. 즉 식사 후에 바로 수영을 하는 것은 좋지 못하다는 수상안전에서의 일반적 규칙은 어떤 경우에나 적용된다.

수영은 혼자 해서는 안된다는 것도 또한 변함없는 철칙이다. 가장 안전하고 가장 좋은 수영 시간은 오전 10시~12시, 오후는 3시~5시까지이다. 물론 이른 아침 시간이나 일몰시와 해가 지는 무렵에 수영을 하여도 그것이 생명이나 건강에 크게 위험할 것은 없다. 햇볕이 대단히 강한 더운 한낮에는 수영을 안하는 것이 좋다. 그 때에 수영을 하면 물이 사람에게 해로운 것이 아니라 태양광선이 노출된 머리에 직사되고 물위에 광선이 번쩍거려서 특별히 나쁘지는 않다고 하더라도 두통을 유발시킬 우려가 있는 것이다.

2. 식사 후의 수영

한국에서 거의 통칙이 되어있는 일반적 안전규칙은 약간의 있음을 말하지 않을 수 없다. 간단하게 말하면 식사 후에 한 시간이나, 한 시간 반 동안 기다렸다가 물에 들어가야 한다고 일러왔다.

소화 작용과 격렬한 운동은 병진될 수 없으며 식사 후에 물 속에 들어가게 되면 위경련을 일으켜서 익사할 위험이 있다는 것은 약간 모호하게 알려진 것이다. 이것이 사실이라는 것이 과학적으로 증명은 되지 않았으나 수많은 경우의 불행한 경험을 통하여 보면 그 규칙이 무리가 아님을 증명한다.

위경련이 일어날 경우에는 어떻게 된다는 것을 분명히 아는 사람은 하나도 없으며 따라서 그 원인에 관하여는 아직도 의문이 많은 것이다. 어떠한 의사,

체육지도자, 경기감독 또는 코치도 식사를 한 후에 골프, 정구, 축구, 야구, 농구, 또는 그와 같은 격렬한 경기를 하라고 권장할 사람은 하나도 없을 것이다.

그런데 이것에 관련되어 구토, 소화불량, 심장병 같은 증세가 발생된 경우는 너무나 많다. 수영은 부드러운 운동이라고, 생각한 까닭에 이 동일한 규칙을 따르지 않는 경우도 있는데 그러한 사실과는 너무도 상반되는 것이다.

수영은 그것을 즐기는 사람의 90퍼센트 이상에 대하여 격렬한 운동이라 할 수 있다. 기력이 왕성한 초심자는 물에서 뜨고 또 조금이라도 전진하기 위하여 수영할 때, 열심히 노력한다. 별로 힘도 들이지 않고 물위에 떠 있을 수 있는 사람은 오직 경험을 가진 사람뿐이다.

물에 들어가지 전에 식사한 음식이 소화될 때까지 기다려야 한다는 말은 너무도 막연하게 알려져 왔다. 이것은 과학적으로 설명하기에는 난점이 있으나 소화에 필요한 시간은 대체로 대단히 길기 때문에 다음 식사 전의 수분동안 밖에는 수영할 시간은 없을 것이다.

그러므로 좀 더 정확하게 말한다면 물에 들어가기 전에 소화작용이 진행되기 시작할 때까지 기다려야 한다. 라고 표현해야 될 것이다. 그렇다면 결국 식사 후에 보통 한 시간 반쯤 기다리면 좋을 것이다.

그렇다면 결국 식사 후에 보통 한 시간 반쯤 기다리면 좋을 것이다. 식사를 많이 하면 위가 반고체의 물질로 꽉차게 될 뿐만 아니라 그 때문에 위가 휴식상태시의 크기 이상으로 팽창하게 된다. 이 팽창작용이 위로 하여금 복부에서 보통 때, 이상의 자리를 차지하게 하여 다른 기관에 압력을 가하게 되는데, 그 상태는 보통 다른 기관에 악영향을 미치지 않고 조종된다.

식사를 한 뒤에 졸음이 오는 것을 느끼는 것은 누구나 수많이 경험하는 바인데, 그것은 과격한 운동에 대하여 일정한 정지 기간을 얻기 위한 자연적 현상이라는 것을 알지 못하는 사람이 많다. 그 정지 기간 중에는 위안에 차 있는 것을 액화시켜서 그것을 소장으로 보내려고 준비하는 것이 신체의 주요한 활동이 되는 것이다.

음식물이 반고체 상태에 있고 가스가 형성됨으로 말미암아 위가 팽창될 때는 그 압력이 대체로 일정한 까닭에 과격한 운동을 하면, 예를 들어 심장 같은 것이 무리하게 작용을 하게 되어 급한 심장병을 일으킬 수 있다.

격렬한 운동은 또한 소화작용을 중단시켜서 위가 팽창된 기간을 더 한층 연장시킬 수 있다. 그러나 위 속에 들어 있는 것이 어느 정도 액화되고 형성된 가스가 제거된 뒤에는 위가 정상 상태로 돌아가서 압력이 해제된다. 이 때를 기다려서 물에 들어가 수영하는 것이 안전하다.

위에 서술한 바와 같이 명확한 증거는 들 수 없지마는 위경련으로 익사한 사람들이 과격한 운동과 복부 팽창으로 말미암아 야기된 장해로 인하여 심장마비를 일으키게 된 것이 아닌가, 하고 의심하는 것은 결코 무리가 아닌 것이다.

3. 어떠한 장소에서 수영할 것인가?

수영자는 상식으로 판단하여 수영할 장소와 물에 들어갈 상태를 선택할 것이다. 인명 구조원이나 숙련된 수영자의 보호 감독 하에서 물의 상태, 깊이, 물밑의 바닥 등이 수영하기에 적당한 장소를 선택하는 것이 가장 안전하다.

수영할 줄 모르는 사람은 그의 활동을 얕은 물에만 제한하며 깊은 물로 끌려 들어갈 위험성이 있는 곳에서 수영을 하지 말아야 한다는 것을 명심해야 된다.

훌륭한 수영자는 자기 기술의 진보상태를 때에 따라 초심자 이상으로 용감하게 모험할 수도 있을 것이다. 그러나 그가 예측할 수 없는 어떤 사고의 위험성에 관하여 현명한 판단과 정확한 지식을 써서 그의 활동을 조정하지 않으면 안 된다. 그는 또한 그의 기술을 모방하려는 수영불가능자와 초심자에게 위험한 예가 된다는 것을 기억해야한다.

4. 얼마나 수영을 할 것인가?

사람이 물속에 머물러 있는 시간에 대하여 한도를 정하는 것은 대단히 어려운 일이다. 보통의 수영시간은 한 시간 반으로 정한다. 그러나 상태에 따라서는 그것도 더 단축되는 경우가 많다. 이것을 수영자에게 일률적으로 적용하려는 것은 어리석은 일이다. 왜냐 하면 수영자들 중에는 그 보다 더 오랜 기간 동안 물 속에 머물러 있을 수 있는 사람이 많이 있기 때문이다. 뿐만 아니라 날씨와 물의 상태에 따라서는 사람이 일반적으로 안전하다고 생각하는 기간보다도 훨씬 더 많은 시간을 물 속에서 머물러 있을 수 있는 시간의 길이는 신체적 감각에 의하여 지배되는 것이다. 대체로 사람이 차갑고 기운이 빠지며 또는 피로하게 될 때에는 자의로 물로부터 나오게 된다. 어떤 수영장이나, 풀에서든지, 물밖에 나와 있는 사람이 물 속에 있는 사람보다 언제든지 더 많은 것을 보게 되는데 그것은 사람들이 실제로 물 속에서 보내는 시간의 양을 자발적으로 조절하고 있음을 표시하는 것이다.

비교적 소수의 사람만이 노는 재미에 도취하여 물 속에서 머무르는 시간을 부당히 연장시킨다. 입술에 푸른색 기운이 도는 것, 얼굴이 땅기는 것, 피부에 소름이 돋고 차가운 것 등은 모두가 그 사람은 물에서 나올 시간이 되었음을 일러주는 것이다. 이런 경고 표시는 그 개인 자신에게도 용이하게 인식될 수 있는 것이니 주의해야 할 것이다.

5. 물에 대한 신체적 조정

저온의 물은 사람에 따라 그 미치는 영향도 다르다. 건강하고 젊은 사람에게는 온도가 낮은 물은 순간적으로 맞지 않다. 그러나 특히 신경질을 가진 사람, 빈혈증이 있는 사람, 보통으로 말하는 허약한 체질을 가진 사람들에게는 찬물에 뛰어 들어가는 충격은 쉽게 가시지 않는다. 그런 상태 하에서는 호흡이 곤란하게 되며, 심한 경우에는 호흡이 정지되는 점에까지 이르러 다시 정상적으로 작용시킬 수 없게 될 수도 있다.

마비증이 팔과 다리에 영향을 미쳐서 그것들이 일시적으로 완전히 마비된 정도에까지 이를 수 있다. 외관상으로 기관이 건전한 것처럼 보이지마는 그러한 경험의 영향으로 말미암아 완전히 몸을 망치게까지 되는 사람들도 없지 않다. 그런 사람들은 온도가 낮은 물에서는 수영을 하지 않아야 한다. 왜냐하면 찬물에서 수영을 하면 사고만 발생할 것이기 때문이다. 그러나 웬만한 온도(F76°~78°)의 물에서는 허약한 체질이라도 서서히 몸을 담그면서 물에 들어가면 별로 위험이 없다. 즉 허벅다리 깊이의 물까지 걸어 들어가도 별로 위험이 없다. 허벅다리 깊이의 물까지 걸어 들어가서 몸을 굽혀 얼굴에 물을 조금씩 바르고, 팔과 겨드랑이와 목의 뒤와 가슴 위에 물을 끼얹고, 그 다음에는 허리깊이까지 들어가서 먼저 한 방법으로 반복하고 수분 후에 전신을 다 적신다.

수영하는 기간은 추위에 대한 약간의 저항이 발견될 때까지는 잠깐 침수하는데 국한시켜야 한다. 수영할 때의 건강이 좋지 못한 사람은 아무리 튼튼하다고 하더라도 갑자기 찬물 속에 뛰어 들어가면 전술한 바와 같은 영향을 받을 수 있다. 몸이 차거나 극도로 피로하고 가열되었을 때 갑자기 물 속에 들어가도 동일한 반응이 생길 것이다. 이러한 곤란을 피하려면 수영자는 처음 경우에 있어서와 같이 물에 들어가기 전에 휴식을 취하는 것이 필요하고, 과열되었을 때에는 몸을 식힐 시간을 가져야 한다.

6. 수영장 및 풀장의 규칙 준수

감시하고 정비가 잘 된 수영장에서는 정한 규칙이 되어 있어서 수영자들의 행위를 통제한다. 이 규칙은 보통 몸을 비누로 씻고 물에 들어간다든가, 불건

강하고 또는 전염성 질병을 가진 사람의 수영 제한과 같은 위생에 관계가 되는 것들이 수영 전에 의사가 신체검사를 행하는 일이 많다.

어떤 때에는 수영자들이 혼잡을 일으키기 때문에 해변이나 풀에 있는 수영자들이 행동을 통제하기 위하여 규칙을 강행한다. 예를 들면 해변에서 일광욕을 하는 사람들 부근에서 장난을 하는 것을 제한하고 풀의 주위의 젖은 갑판에서 달음질을 치고 놀이하는 것을 금지하여 충돌하거나 떨어져서 다치는 것을 방지한다.

수욕에 대한 안전한 한계를 설정하여 대중의 안전을 도모한다. 그러한 모든 규칙은 위험을 제거하고 개인과 단체의 안전을 도모하기 위하여 실시되는 것이니 수영자들은 때로는 귀찮고 불필요한 것처럼 느껴지는 점이 있다고 하더라도 여러 사람의 복리를 위하여 잘 지켜야 한다. 그러나 개인들의 행동을 통제하는 규칙을 준수함에도 불구하고 수영할 때의 약간의 사고가 일어날 수 있다. 이런 사고는 예측하지 못한 환경에서 일어나는 것이다. 그러한 상태에 관한 다소 특수한 지식을 가지고 있고 비상 상태에 어떠한 기술을 적용할까를 알아두는 것이 필요하다.

7. 공포

불의에 발생한 위험 또는 착각에서 발생된 위험이든 간에 위험에 직면했을 때에 갑자기 정신을 잃고 공포에 사로잡히는 황겁이야 말로 실제에 있어서 모든 수난 사고에 대한 중요한 원인이 되는 것이다.

수영에 있어서는 공포증은 물론 익사할 것이라는 생각에 의하여 발작되는 것인데, 기술을 가진 수영자들도 그런 경향을 완전히 벗어날 수는 없지마는 대체로 그것은 수영 불가능자와 초심자에 있어서 심한 것이다. 이 공포증의 경향은 모든 수영자가 다 완강히 버려야 하며 그것은 조금도 유익한 것은 없고 오히려 위험을 증가시킬 뿐이라는 것을 기억해야 한다.

얕은 물에서 실족한 수영 불가능자는 그 발을 다시 땅을 차서 떠올라 머리를 물위에 내놓으면 그 상태에서 벗어나서 호흡과 지각을 완전히 회복할 기회를 가질 때까지 정신을 차려야 한다. 위험을 느낀 초심자는 그 위험이 진정한 것인지 혹은 착각인가를 먼저 확인하고 위험을 벗어나도록 모든 노력과 지혜를 다 해야 한다.

숙련되지 못한 수영가들 중에서 일어나는 공포증의 가장 흔한 원인들 가운데 하나는 파도에 부딪쳤을 때 유발되는 것이다. 숙련된 수영가라도 그 수영능력이 풀의 조용한 물에서 숙련된 것이라면 넓은 바다에서는 그가 해안을 향하여 헤엄칠 때에 파도가 분명히 그에게 대항하여 부딪쳐 오는 것을 볼 때에는 당황하게 될 것이다. 바람이 불 때에는 그런 상태가 자주 발생한다. 해안으로부터 떠내려가고 있다는 것에 놀라게 되면 겁을 집어먹고 덤비며 애쓰다가 마침 내는 아주 지쳐버리고 또는 공포로 인하여 마비가 된다. 침착하게 생각하면 파도는 지나가지마는 물 자체는 움직이지 않는다는 것은 알게 될 것이다.

8. 피로

익사 사고의 많은 중에 중요한 원인은 피로하여 지치는 것이다. 그것은 단순히 에너지가 손실되고 그 결과 떠 있게 되면 필요한 운동을 할 능력을 잃게 되는 것이다. 이런 상태는 수영하기 전에 어떠한 신체적 활동을 많이 하여 과로했을 때의 헤엄치기와, 수영에 있어서의 과도한 운동 또한 찬물에 대한 반응으로 말미암아 수영에 있어서의 과도한 운동 또는 찬물에 대한 반응으로 말미암아 야기될 수 있다.

경우에 있어서는 먼저 안전을 확보하기 위하여 물에 들어가기 전에 휴식과 회복의 기간을 갖는 것이 필요하다. 잘 뜨는 능력을 가진 사람은 등 쪽으로 돌아누워서 움직이지 않고 휴식할 수 있는 것이다. 그러나 그런 방법으로 노력을 더 연장시킬 수는 있지마는 물의 온도가 낮으면 수영자의 에너지가 점차로 소모되는 까닭에 그런 휴식으로 완전한 회복을 기대할 수는 사실상 없다는 것을 알아야 한다. 그러므로 해안을 떠나 원거리 수영은 숙련된 수영가라도 보트를 동반하지 않는 한 삼가해야 한다. 원거리 수영은 능숙한 수영자가 짝을 지어 한다고 하더라도 계속될 수 없는 상태에 빠져서 원조하고 또는 구조할 힘을 갖지 못하게 되는 것이다.

온도가 낮은 물은 수영자가 신체적으로 그것에 적응시켰음에도 불구하고 추위에 저항하기 위하여 에너지의 많은 소모를 강요하게 된다. 팔의 잡아당기는 힘이 둔한 것, 추위를 이완시킬 능력이 없는 것, 근육이 뻣뻣해지는 것 등을 경험한 사람들에게 대해서는 찬 물속에서의 수영은 육지에 접근한 데서 잠깐하는 데 그쳐야 한다는 것은 더 설명할 필요도 없을 것이다.

9. 경련

이것은 수영자에게 고통을 주고 심리적으로 공포증을 일으켜서 결국 익사하게 만드는 경우가 많기 때문에 수영에 있어서의 독소라고 불리 운다. 근육에 경련이 발생하면 근육에 딱딱한 것이 불룩하게 생겨나며, 그것이 발생한 신체의 부분은 잘 쓸 수 없고 또한 동작을 자유로 할 수 없게 된다. 경련에 반드시 그 위치에 따라서 다소간의 통증이 수반된다. 경련은 차거나 피로한 근육에 일어나기 가장 쉬운데 수영자들의 근육은 그런 상태에 있는 일이 많은 까닭에 수영하는 동안에 흔히 발생할 수 있는 성질을 가진 것이다. 수영 중에 경련이 일어나기 가장 쉬운 부분은 발과 다리와 손이다. 그러나 넓적다리의 뒤에서도 발생할 수 있고 드물게는 윗 팔에서도 일어난다. 어느 경우에 있어서나 그것을 처리하는 방법은 같다.

수영자가 물속에서 얼굴을 아래로 숙인 자세로 취하고 폐를 완전히 팽창시켜고 경련이 일어난 곳을 한손이나 두 손으로 꼭 쥔다. 그리고 계속적으로 압력을 가하면 그것이 해소될 것이다. 위경련은 전술한 바와 같이 식사 후에 너무 빨리 수영을 할 때에 흔히 발생하는 것이다. 그러나 무슨 근육이 영향을 받는가는 알려지지 않고 있다. 다만 알려진 것은 위가 몹시 아파서 견딜 수 없으며, 거의 알지 못하는 사이에 두 무릎이 가슴쪽으로 끌려가는 것이다. 호흡이 곤란하게 되고 옆이나 뒤에서 바늘로 콕콕 찌르는 듯 아프며 어찌할 줄 모르게 된다. 그런 상태에서는 조난자 그 자신은 도저히 어떻게 할 수 없다. 그러므로 다른 사람이 도와주기를 기다릴 수밖에 없는 것이다.

10. 물흐름

육지로부터 쏟아져 나오는 물의 유동에 의하여 생기는 흐름은 강물이나 바다에서 수영을 하는 사람들에게 위험한 것이다. 수영자가 알지 못하는 사이에 물가로부터 떠내려가는 일이 종종 있기 때문이다. 강에서 이 흐름에 가장 속기 쉽다. 그 흐름은 비교적 곧은 줄기에서도 항상 외형을 따르는 일이 드물다. 돌출한 곳, 섬, 해안선의 굴곡 등에 지배되어 유동방향이 해안으로부터 해안까지 왔다 갔다 하며 갈피를 잡기 어렵다.

대양에 있어서는 수영자들을 위협하는 두 가지 종류의 흐름이 있으니 하나는 조수에 의하여 생기는 흐름이고 다른 것은 해변으로부터의 큰 물결이 생기는 흐름이다. 앞의 것은 연안류, 추출류로 알려지고, 뒤의 것은 저류로 알려져 있다. 원칙적으로 말하면 조류는 많은 물을 운동시켜서 상당한 거리를 달릴 수 있는 것이다. 그 반면에 저류는 단순히 경사진 해안에 물결의 작용에 의하여 올라갔던 물이 물러가는 운동이다 다시 말하면 올라갔던 물이 해변의 경사를 따라 접근하는 물결 아래로 후퇴하는 것이다. 큰 강물이 합류하게 되는 곳이나 강의 하류가 바다로 들어가는 하구에서는 또 다른 상태의 흐름을 볼 수 있다. 흐름에 쓸린 수영자가 그 위험 상태에서 빠져나가는 데에 대한 한 가지 원칙이 있다. 그것은 곧 그 흐름에 대항하지 말라는 것이다. 그 흐름이 상당한 힘을 가진 것이라면 수영자가 아무리 대항하려고 애를 쓰더라도 별로 효력이 없으며 또 오래 계속되지는 못할 것이다. 아무리 우수한 수영가라도 한 시간에 3마일 이상 헤어갈 수 없는데 흐름은 한 시간에 4마일 내지 6마일 달리는 것이 많이 있다. 그러므로 수영자는 반드시 그 흐름에 따라 비스듬히 대각선으로 헤어 건너가도록 해야한다. 그것은 그 수영자가 처음에 물에 들어갔던 지점으로부터 어느 정도 떨어진 거리에서 상륙하게 될 결과를 초래할 것이나 그것은 문제가 아니다. 이것은 흐름이 언덕을 따라서 달리는 강물이나 조수에서 수영할 때는 특히 그러하다. 흐름이 직접 해안으로부터 몰려오는데 수영자가 해변에 다시 도달할 수가 없을 경우에는 그 흐름에 따라 표류하면서 힘을 보존하고 때때로 소리를 지르거나 또는 팔을 흔들어서 해안으로부터 원조해 줄 것을 요청해야한다.

11. 잡초

수영장에서는 잡종물풀과 장어풀 같은 것들이 발견되는 일이 많은데 얕은 못이나 내, 조수가 내왕하는 강, 바다, 얕은 만 같은 데서 특히 그러하다.

수영자가 그런 풀에 접촉했을 때 단번에 헤쳐 나오려고 발작적으로 몸부림치지만 않는다면 그것은 크게 위험한 것이 아니다. 거기에 흐름이 있다면 그 틈을 따라서 살살 움직이면 감겼던 잡초가 풀리는데 도움이 될 것이다. 수영자가 잡초가 많은 물속으로 뛰어 들어가서 물속에서 잡힌 경우에는 물속에서 머물러 있을 수 있는 시간의 길이를 재가면서 빨리 풀려나올 수 있도록 될 수 있는 한 수직으로 꾸준히 부드러운 운동을 계속해야 한다.

12. 복장을 벗기

사람이 복장을 완전히 입은 채 깊은 물에 빠졌을 때에는 젖은 복장의 무게로써 운동하는데 크게 방해를 받기 때문에 지치게 될 것이다. 그러므로 즉시 복장을 벗어야 한다. 복장은 힘을 가장 적게 들이고 쉽게 벗으려면, 수영자는 폐를 팽창시키고 두 팔과 다리를 쭉 곧게 아래로 향하고 잠수하여 거북이가 떠 있는 자세를 취해야 한다. 그리고 두 손을 사용하여 신발을 벗어야 한다.

신발을 벗은 뒤에는 동일한 방법으로 동일한 자세를 취하고 바지나 치마를 벗고, 마지막에 코트나 셔츠를 벗어야 한다. 위 옷이나 옷을 그 구조상 머리 위로 벗지 않으면 안 될 경우에는 그것을 겨드랑이 밑으로 모아 치켜 올린 다음에 두 팔을 교차시켜 양쪽에서 말아 올린 옷을 잡고 잠수하여 그 옷을 머리 뒤로 벗기는데 필요하다면 그것을 사용한다. 몸통과 머리가 자유롭게 된 때에는 두 팔을 소매로부터 빼내고 활발하게 수영한다.

Chapter 14
수상 구조법

물이 있는 곳에서는 어떤 장소이든 간에 익사사고가 발생할 소지가 많으며, 수영 인구는 해마다 늘어나고 있다. 그래서 수상 안전에 관한 지식을 배워야 한다는 것이 현실로써 나타나게 되었다.

익사 통계에 의하면 감시나 보호를 받지 못하는 하천, 강변, 우물, 저수지, 바다 등에서 사고의 약 90%가 발생하고 있으며, 심지어는 잠깐 고인 물에서도 익사 사고가 발생하고 있다. 익사자의 약 50%에 해당하는 사람들이 수영 미숙으로 인해서 사망하고 있다는 것이며, 익사자의 과반수가 물가 2m 이내에서 익사하고 있다는 사실이다.

따라서 헤엄치는 사람은 사고 방지법과 익사자의 구조법을 알아둘 필요가 있는 것이며, 지도적 입장에 있는 사람 특히 교사들은 수영을 할 줄 알든 모르든 간에 이에 관한 지식을 갖지 않으면 안된다. 한편 사고를 당하였을 때 냉정하게 안전을 지킬 수 있는 힘도 함께 길러 두어야 한다.

1. 수상안전 지식

1) 수영에 알맞은 시간

계절과 장소에 따라 다르지만 대개 10시~12시까지와 16~18시 경이 가장 좋다(그 외 시간에도 할 수 있다). 명심해야 할 것은 언제 어디서나 혼자서 수영을 해서는 안 된다는 것 그리고 식사 후 1시간 반~2시간 정도 지난 다음 수영을 하는 것이 바람직하다(식사 후 수영 중 위경련을 일으킬 수가 있다).

2) 수영에 알맞은 장소

- 인공 수영장(풀)에서 인명 구조원이 배치되어 있는 곳
- 물이 깨끗하고 급류, 소용돌이 역류가 없는 곳
- 멀리까지 물이 얕고 물밑에 바위나 수초, 굴곡이 없는 곳.
- 사고 방지를 위한 시설, 구조용 자재가 갖추어져 있는 곳
- 구조 요원이 감시를 하고 있는 곳.

※ 못이나 저수지는 위험하므로 수영하기에는 부적당한 곳이다.

3) 적당한 수영시간

일반적으로 초보자는 10분~15분 익숙한 사람일지라도 30분 정도가 적당할 것 같다(사람마다 개인차를 고려해야겠지만, 물에서 피로하다든지, 한기가 든다 거나 입술이 파란색으로 변한다든지 하면 즉시 물에서 나와야 한다).

수영장에서 주의해야 할 점

안전하고 명랑한 수영을 즐길 수 있도록 아래의 사항을 준수하여야 한다.

- 수영장에서 공중 도덕심을 갖고 행동하여야 한다.
- 수영장에서 수영을 하기전에 용변을 마치고 샤워로서 몸을 씻어야 한다.
- 수영장 사이드에 눕거나 뛰거나 장난치지 말아야 한다.
- 수영장에서 뛰어들기를 할 때 주의하여야 한다(물속에 사람이 있어서 부딪히면 지상에서와 같이 위험하다).
- 장난삼아 사람을 밀어 물에 떨어지게 하지 말아야 한다.

- 물 속에서 헤엄치고 있는 사람을 누르거나 물을 먹이는 행위를 하지 말아야 한다.
- 수영할 수 있는 모든 장소에서는 타인에게 불쾌감을 주는 행위는 삼가야 한다(특히 이성 간의 행동).
- 먹고 남은 음식 찌꺼기나 빈병 등을 함부로 버리지 말아야 한다.
- 수영장에서의 시설물 등에 매달리지 말아야한다.

물에 들어갈 때 지켜야 할 일

- 수영하기에 알맞은 수온은 25℃~26℃정도이다.
- 준비 운동을 한 다음 다리부터 서서히 들어가 몸을 순환시키고 수온에 적응시켜 수영하기 시작한다.
- 초보자는 수심이 얕다고 안심해서는 안 된다(물놀이 미끄럼틀에서 내린 후 무릎정도의 얕은 물인데 허우적대며 물을 먹는 사람들을 많이 볼 수 있다).
- 어린이를 업고 헤엄치지 말 것.
- 온수 목욕 직후 수영을 삼가 할 것.
- 음주 후 수영하지 말 것.
- 배 혹은 떠 있는 큰 물체 밑을 헤엄쳐 빠져나간다는 것은 위험하므로 하지 말 것(숨을 들이 쉰 상태에서 부력으로 배 바닥에 눌려 빠져 나오기 어려울 때는 숨을 내뱉으면 몸이 아래로 가라앉기 때문에 배 바닥에서 떨어져 나오기 쉽다).
- 통나무 같은 의지물이나 부우이(buoy), 튜우브(tube) 등을 의지하고 능력 이상 깊은 곳으로 나가지 말 아야 한다(의지물을 놓치거나 부우이에 이상이 생길 수 있다).
- 수영 중에 "살려 달라" 라고 장난하거나 허우적거리는 흉내를 내지 말아야 한다(실제 상황일 때 구조 받지 못함, 늑대와 소년이야기가 교훈).

- 이유 없는 공포(패닉:panic)는 버려야 한다. 어느 정도 영력에 자신이 있도 불안에 사로잡히면 몸이 자유로이 움직이지 않을 경우가 있다(심한 경우 심장의 발작이 일어날 수도 있다).

파도가 있는 곳에서 수영할 때의 주의사항

- 체력의 소모가 적게 편안한 기분으로 헤엄칠 것(긴장하면 그 자체로서 체력소모가 발생함)
- 머리는 언제나 수면상에 내밀고 있을 것.
- 물을 먹지 않으려고 기를 쓰고 참기보다 마시는 쪽이 오히려 편한 경우도 있다.
- 조류에 휩쓸린 경우는 서려고 하지 말고 해변을 향하여 헤엄 칠 것.
- 물길 등에서 조류가 만 쪽을 향하여 흐르고 있는 곳에 들어갔으면 체력의 소모를 편한 기분으로 흐름에 따라 비스듬이 대각선으로 헤엄쳐 흐름에서 빠져 나올 때까지 계속하고, 빠져 나왔으면 해변을 향하여 헤엄칠 것. 이렇게 하면 만 쪽에 있는 바(모래틈:bar)에서 멀리까지 흘러가지는 않는다.
- 큰 파도가 덮칠 때는 깊이 잠수할 수록 안전하다.
- 지쳐 휴식할 때는 바람이 부는 방향에 따라 다르다(눕거나, 선헤엄)
- 큰 파도에 휩싸였을 때는 버둥대지 말고 파도에 몸을 맡기고 숨을 중지해 있으면 자연히 떠오른다.
- 파도는 보통 3~5단 정도가 되어 밀려오는데, 최후의 파도가 가장 크다.
- 파도가 크게 넘실거리는 곳은 깊고 파도가 부서지는 곳이나 백파가 있는 곳은 일반적으로 얕다. 또 색이 검은 곳은 깊고 맑은 곳은 얕다.
- 끊임없이 파도가 변한다든지, 묘한 방향으로 흐르는 파도가 있는 곳은 보통 흐름이 역으로 되어 있든지, 다른 흐름이 있는 곳이다.
- 해저 상황은 약간의 풍향 변화나 조류의 변화로 급변하므로 결코 마음

을 놓아서는 안 된다.

- 간조와 만조는 대개 6시간마다 바뀌므로 간만 때의 조류변화시간을 알아두는 것은 대단히 중요하다 조류가 변할 때는 언제나 흐름이나 파도, 해저의 상태가 급격하게 변화하는 것이다.

수영 중 경련이 일어났을 때의 대처방법

경련은 물이 차거나 피로한 근육에 가장 일어나기 쉽고 수영하는 사람은 수영 중 그러한 상태에 항시 놓여있으므로 흔히 발생할 수 있다. 경련이 잘 일어나는 부위는 발가락과 손가락이고 대퇴 부위에서도 발생하며 드물게는 상완이나 복부에서도 일어난다).

경련이 일어나면 먼저 몸의 힘을 빼서 편한 자세가 되도록 한다(당황하여 벗어나려고 하면 더 심한 경련이 일어난다).

집단 수영시 사고 방지를 위한 바디 시스템(Buddy System)

- 아동의 영력에 따라 2명씩 조를 이룬다 (지도자는 이조를 다시 확인)
- 이 한조의 서로를 바디(동료)라고 부르게 한다. 그리고 서로를 감시한다(지도자는 5~10분마다 바디를 점검한다). 이때 한조가 같이 손을 들게 하고 확인하며 되도록 영력이 비슷한 사람끼리 짝을 이뤄준다.

2. 수상안전 일반상식

1) 물 흐름

그 흐름에 대항하지 말고 수영자는 반드시 그 흐름을 따라 비스듬이 대각선으로 헤엄쳐 건너도록 해야 한다.

2) 물을 건널 때

(1) 하천이나 계곡 물을 건널 때

- 물결이 완만한 장소를 선정한다.
- 가급적 맨발로 바닥을 끌 듯이 이동한다.
- 이동 방향에 돌이 있으면 가급적 피해서 간다.
- 시선은 건너편 언덕 쪽을 바라보며 간다.
- 다른 물체를 이용 수심을 재면서 이동(지팡이를 약간 상류 쪽에 짚는다) 한다.
- 물의 흐름에 따라 이동하되 물살이 셀 때는 물결을 약간 거슬러 이동한다.

(2) 무릎 이상의 급류를 건널 때

- 건너편 하류 쪽으로 로프를 설치하고 한 사람씩 건넌다.
- 로프는 수면위로 설치한다.
- 로프가 없을 때 여러 사람이 손을 맞잡거나 어깨를 지탱하고 물 흐르는 방향과 나란히 서서 건넌다.

3) 침수지, 고립지역에서의 행동

(1) 침수지역에서의 행동

- 부유물 등을 이용한다.
- 배수구나 하수구에 빠지지 않도록 유의한다.
- 도로 중앙지점을 이용 가급적 침수 반대 방향이나 측 방향으로 이동한다.

(2) 고립 지역에서의 행동

- 자기 체온 유지에 관심을 가져야 하며 무리한 탈출행동을 삼간다.
- 가능한 방법을 이용하여 구조신호를 한다(옷이나 화염을 이용).

① 물에 빠졌을 때

- 흐르는 물에 빠졌을 때(물의 흐름에 따라 표류하며 비스듬이 헤엄쳐 나온다).
- 옷 과 구두를 신은 채 물에 빠졌을 때(심호흡을 한 후 물속에서 새우등 뜨기 자세를 취한 다음 벗기 쉬운 것부터 차례로 벗고 헤엄쳐 나온다).

② 보트에 타거나 나올 때

보트에 탈 때

- 배를 독크나 강변에 나란히 대놓고 안정시키고 선미 쪽에서 양손으로 뱃전을 잡고 용골위의 바닥으로 발을 천천히 옮긴다.
- 배안에서 균형이 잡히면 중심을 낮춘 자세로 자리를 이동한다.

보트에서 나올 때

- 보트에 들어 갈 때와 반대로 하고 내릴 때 뒷발이 배를 강 쪽으로 밀지 않도록 유의한다.

③ 보트 안에서 자리를 바꿀 때

- 불가피한 경우에 한사람은 구부리고 그 밑을 통하여 자리를 옮긴다.

④ 물 속으로 떨어졌을 때

- 즉시 수면으로 올라와 배를 붙잡아야 하고 잠시 휴식한 후 선미 쪽으로 돌아서 몸을 솟구쳐 상체부터 올려놓는다.

⑤ 보트가 전복 되었을 때

- 1인 일 때 선미 쪽을 붙잡고, 2인일 때 용골위로 서로 손을 붙잡고 구조를 기다린다.

3. 수상구조

1) 자연지물 구조

(1) 팔을 뻗어 구조한다.

직각으로 엎드려 균형을 잡고 한손은 자기 몸이 익수자의 몸과 직각이 되게 바닥을 눌러 밀려가지 않게 한다.

(2) 다리를 뻗어 구조한다.

- 장대나 끈, 웃옷을 벋어 구조한다.

3) 로프를 이용하여 구조한다.

- 로프를 익수자에게 던져서 익수자가 잡으면 당겨서 구조한다.

4) 링 부우이(ring bouy)로 구조하는 방법

- 로프(rope) 끝의 레몬이 달린 줄 위를 왼 발로 밟는다.
- 오른 손으로 부이를 걸어 잡고 왼 손으로 줄의 시래를 잡는다.
- 상반신을 약간 전경시킨 자세로 부우이를 어깨 높이 정도까지 뒤로 흔들어 올린다. 뒤로 간 부우이 앞으로 흔들려지고 부우이 눈높이가 되었을 때 익수자를 향하여 정확하게 던져야 하며, 익수자의 머리를 넘어 1m정도 멀리에 가게 던져야 한다.
- 익수자가 잡으면 줄을 서서히 당긴다.

5) 판자나 통나무를 이용하여 구조하는 방법

- 빗나가지 않게 익수자를 향하여 똑바로 밀어주어야 한다.

- 익수자가 통나무의 중앙을 잘 잡도록 지시해 주어야 한다.
- 익수자를 잠시 떠 있게 한 방편이므로 익수자를 육지로 운반하는 다음 방법 강구하여야 한다.
- 줄이 없는 부우이, 노가 장치되어 있지 않는 보트 등도 사용가능 하다.

6) 수중에 걸어가 구조하는 법(wading rescue)

얕은 곳의 물 바닥이 파인 곳에 빠진 경우, 수영을 배우는 자가 넘어져 설 수 없는 경우, 파도치는 해변에서 파도에 의한 실족 등 익수 사고는 자주 일어난다. 이런 경우 다른 구조 방법을 사용할 수 없을 때는 구조자가 물속을 걸어가 구출할 수 있으며 이 구조에서는 수영 기술이 없어도 침착하면 구조가 가능하다.

주의할 점

- 익수자를 향해 직각이 되게 자기 위치를 잡고 크게 다리를 벌려 익수자에 가까운 손으로 익수자의 손목, 옷깃, 턱, 머리카락 등을 꽉 잡는다.
- 자기 팔을 충분히 뻗은 채 육지로 돌아본다
- 익수자를 절대 빨리 잡아채지 말 것
- 발판이 나쁘거나 몸이 부력으로 안정되지 않으면 해변-구조자-익수자의 위치를 서서히 얕은 쪽으로 뒷걸음질 칠 것
- 흐름이 강한 곳에서는 발을 바닥에서 떼지 말고 천천히 끌듯이 하며 나간다.
- 해변에서 헤엄치지 못하는 사람이 밀려오는 파도에 휩쓸려 넘어질 때, 깊은 물 – 구조자 – 익수자 위치로 서서 익수자를 파도의 흐름에 맞추어 해변으로 이동시킨다.
- 손을 뻗어도 미치지 않는 거리에 익수자가 있을 때 코트, 상의, 낚싯대, 끈 등을 던져 주어 잡게 한다.

- 파도가 크게 넘실거리는 곳은 짚고 파도가 부서지는 곳이나 백파가 있는 곳은 일반적으로 얕다. 또 색이 검은 곳은 깊고 맑은 곳은 얕다.
- 끊임없이 파도가 변한다든지, 묘한 방향으로 흐르는 파도가 있는 곳은 보통 흐름이 역으로 되어 있든지, 다른 흐름이 있는 곳이다.
- 해저 상황은 약간의 풍향 변화나 조류의 변화로 급변하므로 결코 마음을 놓아서는 안 된다.

7) 손 연결에 의한 구조

부모가 아이 손을 잡고 물에 들어갈 때, 수중 높이를 할 때, 풀에서 올라오려는 사람을 끌어 올릴 때에는 손이 미끄러지지 않게 서로 엇갈려 선 다음 서로 손을 잡고 당겨야 한다.

4. 수영구조

물에 빠진 사람을 보았을 때 구조하려고 시도하는 것은 인간의 본능적 행동이다. 그러나 구조에 관한 지식 없이는 물에 빠진 자를 구조할 수 없을 뿐만 아니라 오히려 그 행위가 비극으로 끝날 경우가 있다. 일시적인 감정이나 영웅적 기분에서 하는 행동만으로 익수자는 결코 구조될 수 없는 것이다.

헤엄만 칠 수 있으면 물에 빠진 사람을 구조할 수 있다고 생각하는 것은 큰 잘못이다. 구조하는 실기를 알지 못하면 만용에 불과하다. 헤엄쳐 구조하는 것은 최후의 수단이며 방책으로서는 상·중·하로 볼 때 하에 속하며 헤엄치지 않고 구조하는 것이 최상의 방법임을 명심해야 한다. 그리고 익수자를 구조할 안전한 방법을 발견치 못한 경우에는 구조 시도를 하지 말아야 하는 것이 원칙이다.

1) 익수자가 생기는 이유

(1) 헤엄칠 줄 모르는 자가 익수하는 경우

자기 키 높이 이상의 깊은 물에 모험 삼아 들어간다던가 물속의 깊은 곳에 발이 빠진다던가, 물살이나 물결로 인하여 몸의 균형을 잃고 쓰러진 뒤에 다시 발을 디딜 수 없게 되었다던가, 피로, 허약, 심장마비, 뇌빈혈의 원인으로 바다에서 파도에 휩쓸려 사고를 일으키는 수가 자주 있다. 또 작은 배나 보트의 전복사고도 원인이 될 수 있다.

(2) 초보자급(약간 헤엄칠 줄 아는 자)이 일으키는 익수의 원인

자기 능력을 과신한 나머지 깊은 쪽으로 헤엄쳐 나가 피로, 경련, 공포증을 일으켜 익수하는 일이 많다.

(3) 수영에 능숙한 자가 익수하는 경우.

판단의 잘못, 과로, 경련, 일시적으로 운동기능을 마비시키는(위경련, 뇌빈혈, 뇌일혈 등)병, 또는 충격 다이빙시 바닥에 부딪치는 경우에 일어난다.

2) 익수자의 상태

- 심장마비, 허약증, 어떤 충격으로 의식을 잃거나 손발이 마비되었을 때, 격렬한 위경련 등이 발생되었을 때(구조를 요청할 틈도 없이 물속으로 들어감)
- 과로했거나 공포(Panic)등으로 익수 직전에 있는 사람은 보통 몇 분 동안 허우적거리므로 물에 빠졌다는 것을 곧 알 수 있다(본인의 체력에 따라 허우적거리는 정도가 다름).
- 일반적으로 믿고 있는 '익사하는 사람은 물속으로 내려가기 전에 두 번 올랐다가 세 번째 내려가면 그것이 마지막 이다'라는 것은 익수자의 상태에 따라 다르므로 꼭 그렇다고 말할 수 없다.

- 익수자의 위 속에 물이 꽉차서 본인을 수면으로 띄울만한 폐의 공기가 없어지는 경우 가라앉게 되는 것이다. 익수자의 몸이 비중이 물의 비중보다 무겁게 될 때 아래로 내려가는데 물이 흐르면 신체는 비스듬이 내려간다. 내려가면서 수압이 가해져 폐, 기도내의 공기가 엷은 거품을 내어 코로 나오게 된다. 처음 인후는 경련으로 닫쳐 있지만 마지막에는 그것이 풀리고 남아 있는 공기가 한 번 크게 거품으로 나온다. 가라앉은 직후이면 이 두 가지 현상은 익수자가 가라 앉아 있는 위치를 알려주는 표시가 된다. 흐르는 물에서는 거품은 비스듬이 올라온다. 얕은 곳이던 깊은 곳이던 간에 익수자의 비중이 물의 비중보다 크면 몸은 가라앉게 되고 중간에서 떠있는 경우는 비중의 평형이 이루어졌다는 것이다.
- 위경련 익수자는 두 무릎을 턱 까지 끌어 당겨 옆으로 누운 자세가 많고, 또 익수자가 수중에 내려간 직후 곧게 혹은 비스듬히 서 있는 것을 발견 할 수 있으나 또한 이러한 모양도 언제나 그러하지는 않다.
- 몸이 밑바닥에 닿으면 물의 흐름이나 온도, 본인의 상태에 따라 머무르는 시간이 다르다.

  얼마 안 있어 몸이 부패하고 체내에 가스(gas)가 차고 비중이 가벼워지면 익사체는 수면에 뜨게 된다. 물속에 잠겨 몇 시간쯤 되어서 뜨는가는 이 가스 발생이 언제냐에 따라 다르다. 가스 발생은 본인이 공복이냐, 만복이냐 또 체질이 어떠냐가 관계되므로 일괄적으로 몇 시간 만에 뜬다고 결정적인 말은 할 수 없다.
- 헤엄칠 수 없는 자가 물에 빠져 있는 곳을 보면 물가가 바로 깊어서 설 수 없는 곳이며, 대개 물가에서 2m 이내의 물 바닥에 가라 앉아 있고 헤엄칠 수 있는 자가 물에 빠지는 것은 물가에서 50m이내의 곳이 많고 보트 등의 사고는 위 지역 바깥쪽에서 일어난다.

3) 누구나 할 수 있는 구조법

(1) 익수자를 발견했을 경우

먼저 큰 소리로 주위에 알리고 자기가 구조하는 능력이 있는지 어떤 방법으로 구조할 것인가를 순간적으로 결정하고 적절한 구조 방법을 강구하여야 한다.

- 물 밖에서 구조한다.
- 물속에 설 수 있는 데까지 들어가 구조한다.
- 헤엄쳐 가서 구조한다(최후의 수단).
- 보트와 도구를 사용하여 구조한다.

(2) 수영구조법을 배우는 사람이 익혀야 할 제 기능

수영 구조법을 배우려면 어느 정도의 영력을 가져야 하는가?

- 적어도 400m는 수영을 할수 있어야 한다.
- 얕게 멀리 다이빙할 수 있어야 한다.
- 적어도 10분간은 한 곳에 머물러 수영할 수 있어야 한다(입영과 기타 수영을 병용하여).
- 크로올, 평영, 횡영 등의 헤엄을 칠 수 있어야 한다.
- 배영으로(다리만 써서) 20m는 쉽게 헤엄칠 수 있어야 한다.
- 잠수와 잠행을 할 수 있어야 한다.

(3) 수영 구조법에 필요한 물에 뛰어 드는 법

- 물의 상태와 그 밑바닥의 상태를 알고 있으며 물의 깊이가 1m이상이 된다면 양팔을 뻗고 머리부터 얕게 뛰어드는 방법이 가장 좋다. 그것은 구조자가 물에 들어가는 가장 빠른 방법일 뿐만 아니라, 즉시 완전한 스트로크로 헤엄칠 수 있는 까닭이다.
- 해변이면 구조자는 해변가의 얕은 곳에서는 껑충 뛰어가다 허벅다리 중

간 부위에 이르면 '롱 샐로우 헤더'로 뛰어들어 곧 얼굴을 내밀고 헤엄치기 시작한다.

- 물바닥에 바위나 진흙, 잡초가 있는 곳에서는 겨드랑 깊이의 물에까지 조심하여 걸어가 수영하기 시작한다.
- 물 위의 높이가 1m이상 되는 곳에서는 구조자가 물의 상태를 판단하고 자기의 기술을 생각하여 어떻게 들어 갈 것인가를 결정해야 한다. 물 깊이가 충분하며 물속에 위험물이 없고 자기 능력이 충분하다면 머리부터 들어 갈 수 있다. 그러나 의심스러우면 서서 뛰어 들어야 한다. 3m이상 높이에서는 머리부터 뛰어 들기보다는 다리부터 뛰어 드는 것이 좋다.

4) 수영 구조법에 필요한 영법

- 횡형
- 트러젠
- 기본배영

5. 인명구조

1) 인명구조법

인명구조시 주의할 사항은 다음과 같다.

- 사람이 물가에서 2~3m 정도의 거리에 빠져 있을 때는 그 익수자의 배후로 헤어가서 팔을 뻗쳐, 그 머리털이나 옷깃을 잡아 팔을 충분히 뻗친 채 그대로 끌고 나온다.
- 헤엄에 자신이 있어도 구조법을 모르는 사람은 먼 곳에 빠져 있는 사람을 구조하려고 할 때는 반드시 판자, 장대, 막대 등을 가지고 가, 한쪽 끝을 내밀어 익수자로 하여금 잡게 하여 끌고 나와야 한다. 혹은 상의나

셔어츠(shirts), 부우이 등도 이용될 수 있으며 언제나 익수자에 직접 접촉하지 않도록 주의해야 한다. 익수자는 거의 본능적으로 무엇이든 잡아 누르고 숨쉬려 하므로 익수자에게 붙잡혔으면 익수자를 수중으로 끌고 들어가야만 익수자는 잡은 손을 놓는다.

2) 익수자에게 접근하는 법

익수자에게 접근시 주의할 사항은 다음과 같다.

- 익수자에 붙잡히지 말아야 하며 되도록 빨리 익수자를 제어하여야 한다.
- 익수자의 얼굴을 한시라도 빨리 수면상에 올려 호흡시켜야 한다.
- 되도록 빨리 익수자를 수면에 띄워 안전한 곳에 운반하여야 한다.

익수자에게 접근시 익수자는 처음은 대개 수중에 수직 상태로 선 모양을 하고 머리를 뒤로 제치고 팔을 앞으로 내밀고 상하로 움직여 허우적거리고 있다면 이때 접근방법을 알아보면 다음과 같다.

(1) 후방접근

익수자에 붙잡히지 않기 위해 배후에서 접근하는 것이 구조법의 원칙이다.

- 구조자는 익수자의 어깨에 손이 닿을 만큼 접근하여 익수자에 가까운 어깨가 익수자의 척추에 직각이 되도록 역행의 자세를 취한다.
- 익수자에 가까운 쪽 팔의 손가락을 붙여 손바닥을 접시처럼 만들고 그 팔을 익수자의 어깨 너머로 목을 따라 빨리 밀어 넣어 그 손바닥으로 익수자의 턱을 잡는다. 익수자의 턱을 꼭 잡되 그의 인후에 압력이 가해지지 않도록 주의해야 한다. 그리하여 구조자는 앞 팔꿈치를 익수자의 어깨에 대어 그것을 지레로 써서 자기 손목을 일으켜 익수자의 턱을 추켜 올린다. 이렇게 하면 익수자의 턱은 쉽게 수면상에 나오게 되고 익수자는 호흡할 수 있게 된다. 이 턱을 추켜올리는 것을 '친 풀(chin-pull)'이

라고 한다.

- 다른 팔로 얕게 젓기를 3~4회 하면서 가위차기를 써서 후방으로 역행하여 익수자의 몸을 수면과 수평이 되게 띄워 운반(carry) 동작으로 들어간다.

(2) 전방 접근법

익수자들은 안전한 곳으로 나오도록 노력하는 가운데 어떤 방법으로든지 육지로 향하도록 몸부림친다. 따라서 익수자의 배후로 돌아가 여유가 없는 상황에서는 전방에서 접근해야 한다.

● 잠수하여 접근하는 방법(underwater approach)

구조자가 접근했을 때 익수자가 아직 수중속에 빠져 들지 않고 머리가 수면 상에 있으며 허우적거리고 있을 때는 조심하지 않으면 익수자에 붙잡히게 되므로 익수자에 어느 정도 접근하면 잠수하여 익수자의 발쪽으로부터 접근한다.

● 전방 접근(front surface approach)

잠수를 하지 않고 정면으로부터 접근하는 방법을 말하며 이 방법은 익수자가 거의 힘이 빠져 머리는 수중에 있고 양손은 전방에 힘없이 뻗어 있는 경우이다. 말하자면 이 순간이 지나면 그대로 밑쪽으로 가라앉으려 하고 있는 찰나이며 이 때는 촌각을 다투어 접근하지 않으면 안 된다.

구조자는 먼저 익수자에게 정면으로부터 접근하여 익수자의 손에 닿을 만한 곳까지 왔으면 즉시 역행의 자세를 취한다. 이 경우 익수자의 몸에 대하여 자기의 오른쪽(왼쪽) 어깨가 직각이 되는 위치를 취한다. 오른(왼)손으로 익수자의 오른(왼)손의 손목을 외측에서 꽉 잡는다. 이어 다른 손과 양 다리를 써서 역행하면서 익수자의 손목을 잡은 자기 손을 자기턱 앞까지 당겨 붙여 그것을 오른(왼) 바깥쪽 상방으로 충분히 팔을 뻗쳐 당기면 익수자는 쉽게 돌아 등쪽을 보이면서 구조자의 몸 쪽으로 당겨진다.

이어 왼(오른)손으로 익수자의 턱을 잡고 이후는 후방 접근 때의 요령과 같다. 한 가지 유의할 것은 구조자는 익수자를 향하여 자기 손이 마주 보고 있지 않는 반대쪽 손목을 잡는다는 것이다.

손목을 잡는 방법은 구조자의 엄지손가락이 아래로 새끼손가락이 위에 오게 비껴 아래에서 잡으면 쉽게 잡을 수 있다.

(3) 물에 가라앉은 익수자에게 접근하는 법

구조자가 익수자를 보면서 접근해 가고 있는 동안에 수면에서 허우적거리고 있던 익수자가 힘이 다하여 물속으로 사라진 경우는 다음과 같다.

- 익수자가 가라앉았다고 생각되는 위치에서 약 2m정도 앞까지 헤엄쳐 왔으면 구조자는 헤엄을 멈추고 그가 다시 올라오는가, 그렇지 않는가를 살펴야 한다. 그가 다시 올라오지 않으면 구조자는 수면에 얼굴을 담구어 눈을 떠 물바닥을 보면서 헤엄쳐 가면 익수자의 모습을 쉽게 발견할 수 있다. 물론 수심에도 관계가 있지만 상당한 깊이까지 볼 수가 있다.
- 익수자를 발견했으면 즉시 그곳에서 '서어피스 다이브'로 잠수하여 익수자의 머리 쪽으로 접근하여 턱, 목덜미, 머리털 등을 잡아 수면상으로 당겨 올린다.
- 수면으로 당겨 올린 다음 익수자를 수평 위치로 띄워야 하고 이 다름은 후방 접근 때의 요령과 같다.

3) 익수자 운반법

(1) 머리칼 잡이 운반법

운반법 중에서도 누구나 할 수 있고 쉬운 방법의 하나이다.

- 익수자의 턱에 손을 걸고 띄웠으면 그대로 후방으로 2~3회 저어 잘 띄운 다음 턱을 잡고 있던 손과 반대 쪽 손으로 머리카락을 잡는다.

- 머리카락을 잡는 법은 손바닥을 익수자의 후두부에서 이마 쪽으로 약간 밀듯이 가지고 가 되도록 이마 근처의 머리털을 움켜잡는다.
- 턱을 추켜 일으킨 쪽의 손은 그대로 턱을 잡고 있지만 다른 손으로 머리털을 잡았으면, 즉시 턱을 잡고 있던 쪽 손을 놓고 몸의 방향을 돌려 횡영으로 끌고 온다.
- 이 경우에 머리털을 잡은 손의 손목을 일으켜 익수자의 머리를 누르듯이 하고 그 팔꿈치를 충분히 뻗어 익수자의 척추와 팔이 직선이 되게 헤엄치면 편하게 헤엄칠 수 있으며 운반도 잘 된다.
- 머리털을 잡은 손목을 보면서 헤엄치면 자연 팔이 뻗치고 또 익수자의 몸과 직선이 된다.
- 인명 구조법을 배우는 사람은 좌우 어느 쪽의 손으로 머리털을 잡아도 헤엄칠 수 있게 연습하지 않으면 안 되지만 만약 턱에 걸은 손으로 머리털을 잡은 쪽이 헤엄을 잘 칠 수 있을 때는 턱에 걸은 손을 신속히 바꿔 익수자의 두부를 지지하여 그대로 2~3회 후방으로 저어 익수자를 충분히 띄운 다음 위 요령으로 헤어 운반으로 옮긴다.
- 유의할 것은 익수자를 충분히 수면에 띄운 후 머리털을 잡을 것과 팔꿈치를 충분히 뻗쳐 익수자의 척추와 팔이 일직선이 되게 하여 헤엄쳐야 한다는 것이다. 이렇게 하지 않으면 익수자를 팔에 매달아 헤엄치는 결과가 되어 운반을 잘 하지 못한다. 또 헤어 캐리는 의식이 없는 사람이나 장거리를 운반할 때 쓴다.

(2) 가슴잡이 운반법

가장 좋은 운반법이다. 이 방법으로 운반하면 익수자를 완전히 제어할 수가 있고, 또 익수자도 안정감을 강하게 가진다. 특히 본인이 패닉에 사로잡혀 허우적거릴 때는 언제나 이 방법으로 운반해야 한다.

- 턱을 잡아 익수자를 수면에 띄웠으면 잡고 있는 반대 쪽 팔을 익수자의

가슴에서 겨드랑이 밑쪽으로 뻗어 익수자를 꽉 껴안는다.

- 껴안았으면 턱을 잡은 손을 놓고 횡영으로 운반한다.
- 익수자를 껴안을 때는 자기 겨드랑이 아래에 익수자의 어깨를 충분히 당겨 붙여 손을 뻗쳐 익수자를 꼭 껴안는다.
- 횡영 킥을 쓸 때는 자기 엉덩이가 익수자의 허리 바로 밑에 오게 한다. 즉 척추가 허리에 얹히게 하며, 변형 가위차기를 할 때는 익수자가 어느 정도 자기 엉덩이 앞으로 오게 되어 복부 가까운 허리 위치에 얹는다. 그러므로 구조자는 약간 배영 모양을 취한 것처럼 된다.

(3) 머리잡이 운반법(head carry)

초보자는 처음에 어렵다고 느낄지 모르나, 이것도 익숙되면 그다지 어렵지 않다. 다만 다리만으로 헤엄치는 것이기 때문에 헤엄을 잘 치지 못하는 사람은 그런 점에서 어려움이 있는 것이다. 허리를 틀어 횡영으로 헤엄치면 유효하게 헤엄칠 수 있다.

- 턱을 잡은 손은 그대로 두고, 다른 손을 볼에 가지고 간다. 손바닥으로 귀를 엎고 인지 이하를 가지런히 하여 새끼손이 하악골에 걸리도록 볼을 덮는다.
- 이어 턱을 잡고 있는 손을 볼을 따라 윗쪽으로 옮기면서 앞의 요령으로 볼을 덮는다.
- 엄지손가락을 충분히 벌리고 엄지손가락으로 눈썹 조금 윗쪽을 누른다.
- 양손으로 익수자의 볼을 잡았으면 그대로 허리를 틀어 횡영 또는 평영의 킥으로 익수자를 후방으로 끌고 간다.

(4) 양겨드랑이 밑을 끼고하는 운반법

구조하는 거리가 가까울 때는 이 방법이 가장 좋다.

- 배후에서 접근하여 역행의 자세를 취하여 턱을 잡아 익수자를 수면으로 띄운다.

- 다른 손을 신속하게 익수자의 배후에서 겨드랑 밑에 넣어 어깨를 꽉 껴안는다.
- 다음에 턱을 잡았던 손을 놓고 역시 신속하게 배후에서 겨드랑이 밑에 넣어 어깨를 꽉 껴안는다. 양 손을 익수자의 배후에서 겨드랑이 밑에 넣어 양어깨를 눌러 익수자를 자기 가슴에 얹는다.
- 그대로 배영으로 헤엄쳐 나가며 다리는 횡영킥이나 평영킥 어느 것이라도 좋다.

Chapter 15 운반법

1. 운반법의 정의 및 목적

환자의 운반법은 손상 부위, 정도, 사고 정도, 운반 기구, 도움 인원에 따라 다르며, 상황에 따라 가장 적절한 운반법을 적용하여야 한다.

2. 처치원이 운반을 해야 할 일반적인 원칙

1) 불, 산소부족, 폭발위험, 건물붕괴와 같은 급박한 위험에 처했을 때
2) 처치원이 더 심각한 상태에 있을지도 모르는 또 다른 환자를 돌봐야만 할 때
3) 적당한 처치가 필요한 경우(심폐소생술)

3. 운반법의 일반 원칙

- 운반 전에 응급처치를 실시한다.
- 들것에 바로 누운 자세로 고정하여 운반한다(특별한 체위를 필요로 하는

경우는 제외).

- 담요 등을 덮어 보온하고 가끔 확인한다.
- 목, 척추 골절이 의심되면 움직이지 않도록 주의한다.

4. 운반법의 종류와 방법

1) 맨손 운반법

- 들것이 없을 경우
- 부득이하게 이동시켜야 할 경우
- 들것을 활용할 수 없을 경우

(1) 1인 운반법

① 어깨법

- 의식이 없는 환자를 단독으로 운반하는 가장 쉬운 방법이다.
- 팔, 다리, 척추, 골반 골절 환자는 적용이 불가능하다.

② 부축법

- 움직일 수 있을 정도의 약한 상처 일때 적용이 가능하다.

③ 업기법

- 의식은 있지만 걸을 수 없는 상태 일때 적용이 가능하다.

④ 업치기법

- 의식 불명 환자
- 팔, 다리, 척추, 골반 골절 환자는 적용이 불가능하다.

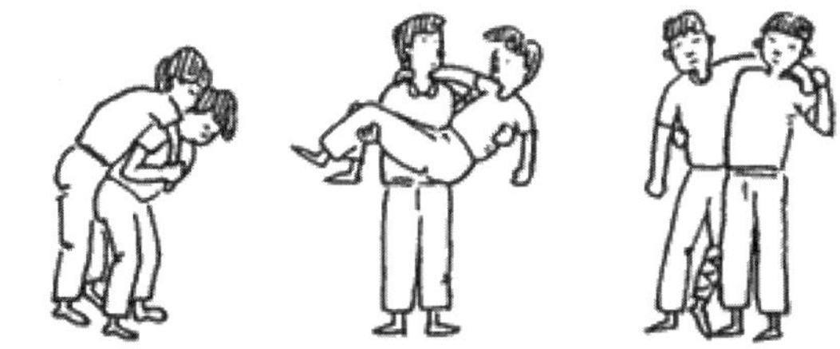

업어서 운반　　안아서 운반　　부축하여 걷기

2) 2인 운반법

- 2인 부축법 : 하지의 약간의 상처가 있을때 적용이 가능하다.
- 2인 안장법 : 의식 불명 환자(근거리) 있을때 적용이 가능하다.
- 2인 인기법 : 의식 불명 한자(근거리) 있을때 적용이 가능하다.

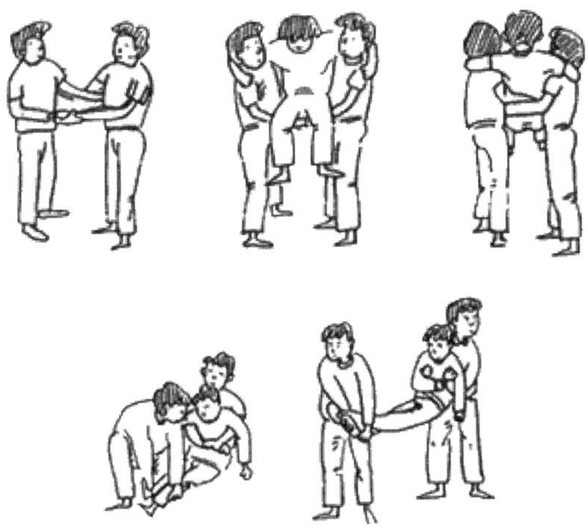

3) 들것 운반법

- 가장 안전한 운반법
- 기성 들것 사용
- 기성 들것 대용 :막대기, 담요, 끈, 마대, 상의, 삼각건 이용하여 제작

- 들것으로 운반시 유의사항

① 환자를 들것에 싣는 방법(4인조 방법)
② 들것에 담요 펴기(보온 및 충격 방지용)
③ 즉제 들것(옷이나 담요를 이용하여 들것을 급조 제작한 것)

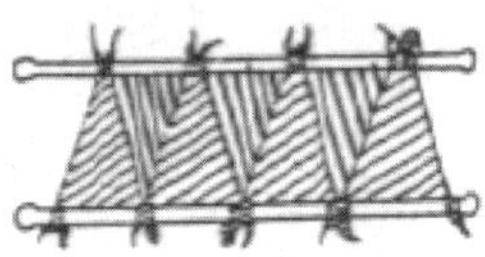
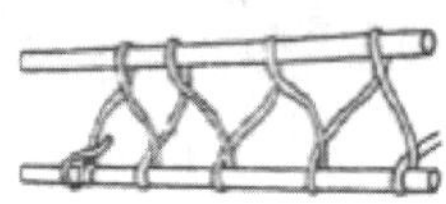
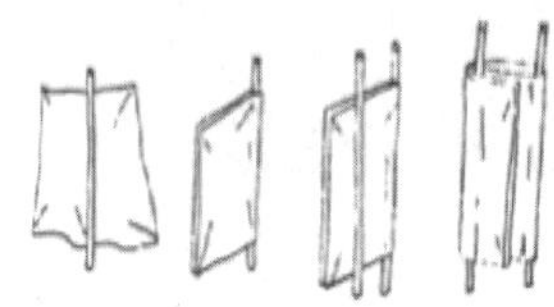
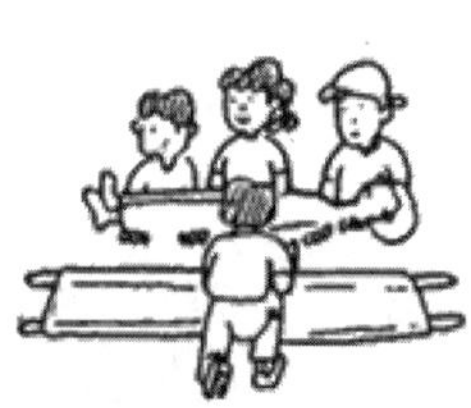
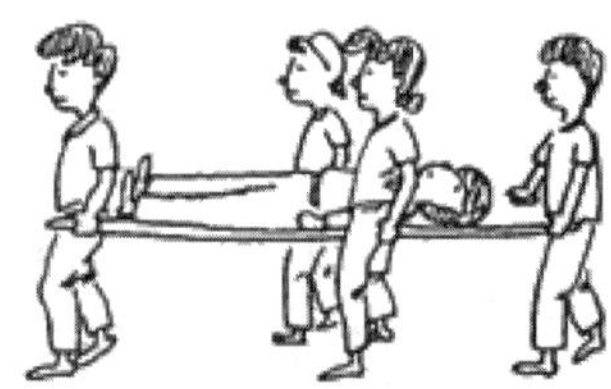

4) 구급차 운반법

- 원거리 운반시
- 응급처치원 반드시 동승
- 환자를 들것에 단단히 고정하고 들것을 차량에 실은 후에도 고정
- 환자의 머리를 앞쪽으로 향하게

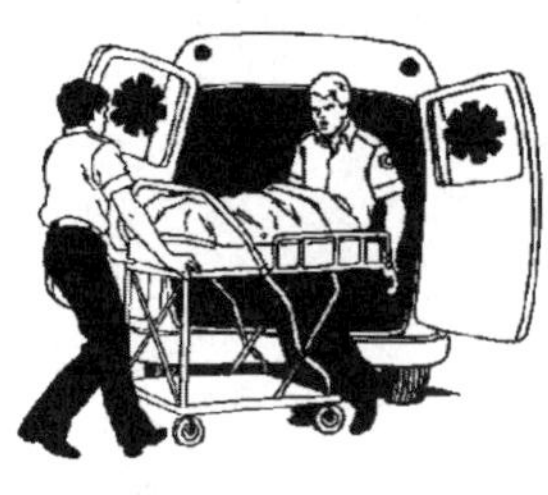
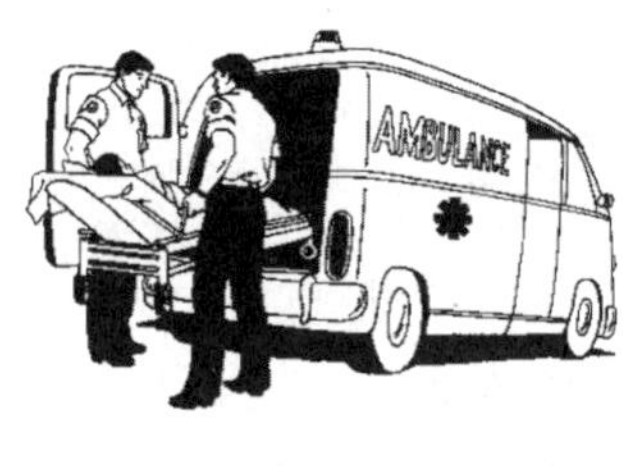

주의사항

- 운반할 때에는 환자의 발을 나아가는 쪽으로 하고 걷는 것이 원칙이다.
- 언덕이나 계단을 올라갈 때에는 머리를 나아가는 쪽으로 하여 운반한다.
- 구급차로 운반할 때에는 머리를 나아가는 쪽으로 한다.

저자약력

이경숙 · 관동대학교 관광스포츠대학 레저스포츠학부 겸임 조교수(이학박사)

김용국 · 중부대학교 예체능대학 사회체육학과 교수(이학박사)

응급처치의 원리

2007년 8월 30일 초판1쇄 발행
2013년 11월 20일 초판4쇄 발행

저 자 이경숙 · 김용국
펴낸이 임 순 재
펴낸곳 한올출판사
등록 제11-403호
121 - 849
주 소 서울시 마포구 성산동 133-3 한올빌딩 3층
전 화 (02)376-4298(대표)
팩 스 (02)302-8073
홈페이지 www.hanol.co.kr
e-메 일 hanol@hanol.co.kr
정 가 9,800원

■ ISBN 978-89-8325-921-9